U0062169

中医诊治常见疾病

主编 罗彤

吉林科学技术出版社

图书在版编目（CIP）数据

中医诊治常见疾病 / 罗彤主编. -- 长春 ：吉林科
学技术出版社，2023.10
　　ISBN 978-7-5744-0956-9

　　Ⅰ．①中… Ⅱ．①罗… Ⅲ．①常见病－中医诊断学②
常见病－中医治疗学 Ⅳ．①R24

　　中国国家版本馆 CIP 数据核字（2023）第 200695 号

中医诊治常见疾病

主　　编　罗　彤
出 版 人　宛　霞
责任编辑　梁丽玲
封面设计　济南致中和印刷有限公司
制　　版　济南致中和印刷有限公司
幅面尺寸　185mm×260mm
开　　本　16
字　　数　176 千字
印　　张　7.25
印　　数　1–1500 册
版　　次　2023年10月第1版
印　　次　2024年2月第1次印刷

出　　版　吉林科学技术出版社
发　　行　吉林科学技术出版社
地　　址　长春市福祉大路5788号
邮　　编　130118
发行部电话/传真　0431-81629529 81629530 81629531
　　　　　　　　　　81629532 81629533 81629534
储运部电话　0431-86059116
编辑部电话　0431-81629518
印　　刷　三河市嵩川印刷有限公司

书　　号　ISBN 978-7-5744-0956-9
定　　价　108.00元

版权所有　翻印必究　举报电话：0431-81629508

前　言

　　随着中医学的发展，中医诊治学理论体系不断得到充实和完善，无数医家为之付出辛勤的劳动，同时它的发展也与当代科学技术的发展紧密结合。随着医学模式从"疾病医学"向"健康医学"的转变，以状态为中心的中医健康认知理论研究必将为中医诊治学的发展提供新的机遇和平台。

目 录

第一章　心血管病的中医证候诊断技术

证候，是由疾病临床表现的症状和体征、舌象、脉象组成，涵盖主症的病位、病性、病程、病机转化等意义，是辨证的依据。

心血管病的中医证候诊断技术，就是运用中医诊断学理论方法，对心血管各种疾病的患者进行望、闻、问、切诊察，并对诊察所获的四诊资料综合分析，首先明确临床表现中的主要病痛是什么，即找出主症；随即以主症为中心，围绕主症找出能够表述主症虚、实、寒、热性质的次症，结合舌象、脉象辨析主症的虚、实、寒、热性质；再找出合并他脏的兼症，并分析其病位、病性和病机转化及其对主症的影响。综合以上分析，确定证候名称及其病因病机是审因论治，立法组方的依据。

第一节　中医望闻问切诊断技术

一、问诊

问诊是医生通过询问患者或家属，以了解疾病的发生、发展、治疗经过、现在症状和其他与疾病有关的情况，并进行诊察疾病的方法。

（一）问诊的一般内容

1. 一般情况

包括患者的姓名、性别、年龄、婚否、民族、职业、籍贯、现住址等。

2. 生活史

包括患者的生活经历、饮食嗜好、劳逸起居等。

3. 既往病史和家族病史

包括患者既往健康状况，曾患过何种疾病，与本次发病有何因果关系；患者的直系亲属曾患过何种疾病，与患者本次发病有何关系。例如，患者父亲患高血压，患者本次以头痛、头晕就诊，应考虑到高血压的遗传性，患者有患高血压的可能，提示应检测血压进行确诊。又例如，患者居住克山病高发地区，本次以心慌、气喘、体力活动则症状加重之主诉就诊，查心电图提示广泛性心肌损伤、频发室性期前收缩，应考虑患克山病的可能，提示应进一步全面检查以确定诊断。

（二）问现在症状

询问患者的现在症状，是问诊的主要内容，是辨证的重要依据。询问患者最感痛苦的症状，即主诉症状。围绕主诉询问主症的部位、病痛的性状、发病的时间及伴随出现的其他症状，进而分析推测出主症的病位、性质、病程，以及兼症发生的脏腑，与主症的病理关系。

（三）中医心血管病常见症状

心脏疾病可影响其他脏腑的功能，其他脏腑疾病亦可影响心脏的功能。临证中常见到其他脏腑疾病表现出和心血管疾病相同的症状，如心悸，临床常见于心血管病，但亦可见于更年期综合征和β肾上腺素受体兴奋综合征，所以，心血管病的常见症状缺乏特异性，并非限于心脏病，也可见于其他系统的疾病。询问病史时要注意鉴别和正确判断。现将心血管病的常见症状分述如下，便于医生掌握鉴别诊断的方法。

1. 气喘

气喘又称喘促，是常见的临床症状和体征，患者主观上感到空气不够用，客观上表现为呼吸费力，可伴有呼吸频率、深度和节律的异常，所以临床上又称为呼吸困难。常见于多种疾病，如肺部病变、重度贫血、神经精神因素、中毒和心脏疾病。

心源性气喘主要是由于左心和（或）右心功能不全所致。常表现为四种形式。

（1）劳力性气喘：其特点是劳动或活动时气喘加重，休息时缓解或减轻。随着病情加重，即使休息时亦气喘，严重者被迫采取端坐呼吸体位。

（2）阵发性气喘：多见于急性左心力衰竭和急性肺瘀血，常在夜间睡眠中发生，故又称为夜间阵发性呼吸困难。患者多在熟睡中突感气急、胸闷而惊醒，被迫坐起，病情轻者经数分钟至半小时左右症状缓解，或消失；重者则发生急性肺水肿症状，包括气喘、发绀、端坐呼吸、出汗、烦躁不安、哮鸣音、咳粉红色泡沫样痰、双肺满布水泡音、心率增快、可有奔马律等，也称心源性哮喘。

（3）周期性呼吸（潮式呼吸）：可见于左心力衰竭、心排血量降低的患者，尤其是原先已有脑动脉硬化、脑供血不足和中枢神经系统敏感性降低的高龄患者。其临床表现特征为经过一阵急促的呼吸过度后，呼吸暂停 10～40 秒，继之又出现呼吸逐渐加深、加速，经 30～60 秒后，呼吸又逐渐变浅变慢，直到暂停，如此周而复始。

（4）叹息性呼吸：患者常诉空气不足或窒息感，但无呼吸困难征象，常在每次深呼吸后做叹息状呼气，此时会感到舒服，如此反复出现，上述呼吸动作可历时几秒钟至数分钟。多见于心脏神经症，并非真正呼吸困难。

2. 心悸

心悸是指自觉心跳或心慌，可伴心前区不适感。心悸多见于心脏疾病，亦可见于其他系统疾病，如感染、发热、贫血、甲状腺功能亢进等；或见于应用某些药物后，如肾上腺素、异丙肾上腺素、阿托品、氨茶碱等；以及某些正常生理性活动，如剧烈体力活动、情绪激动、精神紧张等。

心源性心悸临床可归纳为两种：①心脏搏动增强：当心肌收缩力增强和心脏搏出量增加时，可引起心悸。如各种原因引起的心室肥大，包括高血压、二尖瓣和（或）主动脉瓣关闭不全等。②心律失常：任何原因所致心率与节律的改变均可引起心悸，尤其是突然改变时，包括心动过速、心动过缓、心律不齐等。

3. 胸痛

凡是胸壁、胸腔脏器及颈椎、胸椎的病变均可引起胸痛，而胸痛程度和病情的严重性并不一定相关。胸痛既可见于心血管疾病，亦可见于其他系统疾病，诸如肺、胸膜、纵隔疾病；胸壁皮肤、肌肉、骨骼、神经疾病；胸椎、颈椎疾病；上消化道疾病；膈肌疾病等。

心源性胸痛临床可归纳为两类。

（1）心肌缺血：这类疾病发生胸痛的主要机理是供氧与需氧的不平衡而导致心肌发生一过性短暂缺血。心肌缺血时心肌无氧代谢产物刺激心肌内感受器传至 1～5 胸神经的脊神经节，再传至大脑皮层引起胸痛。临床多见于以下 4 种心血管疾病。①心绞痛：疼痛部位在胸骨上、中段后或心前区，可放射至左肩、左前臂内侧、咽部、口腔。为压榨性钝痛。一般持续 3～5 分钟，重度发作可达 10～15 分钟，少有超过 30 分钟。被迫停止劳力活动，或舌下含硝酸甘油 1～3 分钟即缓解，一般不超过 5 分钟。②急性心肌梗死：系冠状动脉闭塞致心肌持久性缺血而发生坏死。胸痛较心绞痛剧烈，持续时间超过 30 分钟，含硝酸甘油不能缓解，可伴有心律失常、心力衰竭或休克。心电图与心肌酶的衍变规律改变可助于确诊。③心肌病：常为钝痛，持续性痛，偶有类似心绞痛，但程度轻。④二尖瓣脱垂：系二尖瓣叶过长，心室收缩时瓣叶入左心房引起二尖瓣关闭不全。常为胸闷痛，与体力活动无关，含硝酸甘油不能缓解，某些患者服心得安有效。常伴有心悸、头晕、乏力症状。有时在胸骨左缘可闻及喀喇音，可借助超声心动图确诊。

（2）浆膜性胸痛：系心包或主动脉的浆膜受到炎症或创伤刺激而致胸痛，多见于以下 2 种心血管疾病。①心包炎：心包炎症累及心包膜壁层下部或胸膜引起心前区部位锐痛或闷痛，可放射至肩顶、三角肌及颈部。可随呼吸、咳嗽、体位改变而加重。②主动脉夹层：系主动脉中层囊性坏死，动脉内血液经撕裂的内膜进入动脉的中层与外层之间形成血肿。它可刺激血管外膜引起剧烈胸痛，在胸骨后呈撕裂样痛，可放射至背部、头颈部、上肢。患者面色苍白、大汗淋漓，表现为严重休克貌，但测血压仍然较高，即使一度下降，经输液或输血后血即可回升，这是本病的特点之一。X 线片示主动脉短期内进行性增宽，超声心动图、CT、磁共振及动脉造影多能确立诊断。

4．晕厥

晕厥是指突然而暂时性的意识丧失或障碍，可由多种原因所致，包括心脏、血管、代谢、神经精神异常所造成。

心源性晕厥，是指由各种原因导致心排血量急剧减少或暂停，致使脑缺血、缺氧而发生的突然而短暂性意识丧失或障碍。一般认为心脏暂停供血 3 秒可发生眩晕，暂停 5 秒可发生晕厥，超过 10 秒则发生抽搐和阿-斯综合征。心源性晕厥常见的原因如下。

（1）急性心脏排血受阻：①严重瓣膜狭窄，尤其是主动脉瓣和肺动脉瓣严重狭窄时，心排出量明显降低，若体力活动过度、精神紧张、情绪激动随即可出现晕厥。②心房内占位性病变脱落或阻塞房室口而引起晕厥。如有蒂的左心房黏液瘤，当患者从卧位坐起或站立时，黏液瘤受重力和血流的影响可移向二尖瓣口，引起瓣口阻塞，血流突然中断而发生晕厥。③心室流出道梗阻，如原发性梗阻性肥厚型心肌病、法洛四联症、右心室漏斗部狭窄（肺动脉瓣狭窄）等病，当患者激动或体力活动过度时易发生晕厥。④心脏压塞，如心肌梗死后心脏破裂、创伤性心包积血和暴发性急性心包炎，由于短期内心包积血或积液，心包膜难以扩张，使心包内压力剧增，妨碍心室的舒张，心排血量锐减，产生急性心包压塞而发生晕厥。⑤主动脉夹层扩展，造成颈动脉或无名动脉受压，管腔变窄，影响脑供血而发生晕厥。

（2）心律失常：包括心动过速或心动过缓。临床上以室性心动过速、阵发性快速房颤、房扑多见，至于心室扑动或颤动，实质上心室已无排血，应视为心脏骤停，若反复发作可引起反复晕厥，若不及时抢救和治疗可导致死亡。心动过缓所致晕厥临床上常见原因包括二度Ⅱ型、高度或完全性房室传导阻滞，病态窦房结综合征，室性自主心律，严重的窦房阻滞和窦性停搏，而下级起搏点又不能及时取代起搏等。由于心率极度缓慢，尤其当心率小于每分钟 40 次时，因心排血量锐减致脑供血不足而发生晕厥。

（3）血管抑制性晕厥：各种强烈的刺激，如剧痛、恐惧、精神过度紧张等不良刺激作用于大脑皮质，影响丘脑下部和血管调节中枢，可引起内脏和肌肉的小血管扩张，致使血压下降，心排血量降低，脑部供血不足而发生晕厥。多发生于站立位或坐位。

（4）体位性低血压：因血管调节机制发生障碍，由卧位起立时因重力作用血液易移至下半身，血压下降致脑供血不足而发生晕厥。

（5）颈动脉窦晕厥：颈动脉窦过敏者当按压或刺激颈动脉窦时，可引起心率显著减慢和血压暂时性降低，临床上可表现为眩晕、昏倒、暂时的意识丧失，甚至可引起抽搐。

5. 水肿

水肿是由于过多的液体积聚于人体组织间隙所致。常见于心血管疾病、肾脏疾病、低蛋白血症、血管神经性水肿、黏液性水肿、肝硬化等病症。

心脏性水肿的产生，主要与静脉压力增高和水钠潴留有关。常见于右心功能不全的相对晚期，表现为身体的下垂部分如双下肢水肿，且以傍晚最为明显。心脏性水肿通常是对称的，其发展顺序是从双小腿到大腿、外生殖器、腹部、胸部，因心力衰竭长期卧床的患者，水肿多发生在骶尾部。腹腔积液通常在下肢水肿后出现，严重者出现胸腔积液，多为双侧且以右侧为多，若只出现一侧胸腔积液，必定在右侧，常伴见颈静脉搏动，有助于心源性腹腔积液、胸腔积液的诊断。

6. 咳嗽与咯血

（1）咳嗽：是一种反射性、爆发性呼气动作，以此排出呼吸道中的分泌物或异物，是心脏、呼吸系统最常见的症状之一。能够引起咳嗽的最常见的心血管疾病，包括各种可引起肺静脉压升高、间质性及肺泡性肺水肿的心血管疾病、肺栓塞、主动脉瘤压迫支气管等。由左心功能不全或二尖瓣狭窄引起的咳嗽常表现为干性、刺激性、痉挛性和夜间性阵咳。肺水肿引起的咳嗽常伴咳粉红色泡沫样痰。左心房增大、肺动脉增宽压挤喉返神经引起咳嗽多伴声音嘶哑。

（2）咯血：是指喉部以下呼吸道出血，经咳嗽动作从口腔咯出。临床上表现为血痰，痰中带血丝或痰中混血。常见于心脏性、血管性、肺脏性、出血性疾病等。

在心血管疾病中，二尖瓣狭窄、肺梗死、主动脉瘤、爱森曼格综合征常出现咯血的临床表现。风心病二尖瓣狭窄，常因体力活动、情绪激动引起心脏收缩力增强，由于二尖瓣狭窄，排血受阻，左心房压增高，致使肺瘀血出现咯血，或致肺支气管黏膜下层静脉曲张破裂，出现大量咯血。心功能不全的患者肺梗死时，由于肺静脉压升高，小静脉破裂出血进入肺泡而致咯血。爱森曼格综合征，由于室间隔缺损、房间隔缺损和动脉导管未闭伴严重肺动脉高压可致肺毛细血管破裂而出现咯血。主动脉瘤破裂入呼吸道时可产生致命性的大量咯血。咯血前多伴有喉部发痒、咳嗽、咳痰，血为鲜红色，呈碱性，常混有泡沫和痰液。数日内多伴有痰中带血。有助于与呕血鉴别；结合病史、胸部 X 线摄片，有助于心脏血管性与肺脏性咯血的鉴别。

7. 发绀

发绀是由于血中还原血红蛋白增加，或血中含有异常血红蛋白衍生物，临床表现为皮肤及黏膜呈弥漫性青紫。常见于心血管疾病、肺部疾病及药品中毒。亦可见于先天性高铁血红蛋白血症。

心源性发绀临床常见于发绀型先天性心脏病，如法洛四联症等。此类疾病因解剖学右向左分流，体循环静脉血与动脉血混合，部分静脉血未经肺进行氧合作用，即通过异常通道流入体循环，当分流量超过输出量的 1/3 时，即可引起发绀。临床上还可见于周围循环血流障碍所致的发绀，多表现为肢体的下垂部分和周围部位如肢端、耳垂、颜面发绀，常见于右心功能不全、缩窄性心包炎、严重休克、雷诺现象、血栓闭塞性脉管炎等疾病。

二、望诊

望诊是医生运用视觉，对患者全身和局部的一切情况及排泄物等进行有目的地观察，以了解疾病状况。中医学的长期临床实践证明：人体外部和五脏六腑有着密切的关系，特别是面部、舌部和脏腑的关系更为密切，因此，通过对外部的观察，可以了解整体的病变，诚如《灵枢·本脏》所说："视其外应，以知其内脏，则知所病矣"。

望诊的主要内容是观察人体的神、色、形、态，以推断体内的生理病理变化。

（一）望神

神是人体生命活动的总称。它通过机体生命活动而体现，形健则神旺，形衰则神惫，形神合一。神来源于先天之精，又靠后天水谷之精气的滋养。故精能生神，神能御精，精足则形健，形健则神旺；反之，精衰则体弱，体弱则神疲。气是生命的动力，气能养神，神能御气。精、气、神为人生三宝，精充、气足、神旺是健康的保证，而精亏、气虚、神耗是衰老的原因。望神可以了解精气的盈亏、五脏之盛衰。

1. 得神

得神即有神，是精充气足神旺的表现。在病中，则虽病而正气未伤，属于轻病。有神则表现为：神志清楚，语言清晰，目光明亮，精彩内含；面色荣润含蓄，表情丰富自然；反应灵敏，动作灵活，体态自如；呼吸平稳，肌肉不削。预后良好。

2. 失神

失神即无神，是精损气亏神衰的表现。病到如此程度，已属病情严重阶段。失神的表现为：神志昏迷，或言语失伦，或循衣摸床，撮空理线；目黯睛迷，瞳神呆滞；面色晦暗，表情淡漠呆板；反应迟钝，动作失灵，强迫体位；呼吸异常，大肉已脱。这是脏腑功能衰败的表现，预后不良。

3. 假神

假神是垂危患者出现精神暂时好转的假象，是临终前的预兆。古人比喻作"回光返照"，是阴阳即将离绝的危候。

望神的重点在于目光、表情和动态。眼睛是心灵之窗，首先注意观察患者的目光神态，再观其面色、体态、言谈举止、应答反应、面部表情是否奕奕有神、盎然外见；同时，结合闻其声息是否平稳，切其脉象是否从容和缓，从而预测其五脏的盛衰，以决预后的吉凶。

（二）望面色

望面色是医生观察患者面部颜色与光泽。颜色是指色调变化，光泽是指明度变化。古人把颜色分为五种，即青、赤、黄、白、黑，称为五色诊。《四诊抉微》说："夫气由脏发，色随气华"。《灵枢·邪气脏腑病形》说："十二经脉，三百六十五络，其血气皆上于面而走空（孔）窍"。说明面色与内脏具有内在联系，色泽是脏腑气血之外荣。望面色可测五脏气血盛衰及其疾病的轻重顺逆。

1. 常色

常色指人在正常生理状态时面部的色泽。我国正常人面色应是红黄隐隐，明润含蓄。表示人体精神气血津液的充盈与脏腑功能的正常。这就是有胃气、有神气的常色。

（1）主色：人群中，每人的面色是不一致的，属于个体特征，其面色、肤色一生不变者，即为主色。《医宗金鉴·四诊心法要诀》说："五脏之色，随五行之人而见，百岁不变，故为主色也"。按五行理论，木行之人青，土行之人黄，火行之人赤，金行之人白，水行之人黑，这是禀赋独胜的缘故。

（2）客色：人与自然是相应的，由于生活条件的变动，人的面色、肤色也相应变化就叫做客色。按五行理论，春应稍青，夏应稍红，长夏应黄，秋应稍白，冬应稍黑，四季皆黄，这些变化不十分明显，要细心观察，才能发现和领会。

主色和客色都是生理正常的现象。

2. 病色

病色是指人体在疾病状态时的面部色泽，凡异于常色的色泽都属病色。病色的出现，不论何色，或灰黯枯槁，或鲜明暴露，或虽明润含蓄、但不应时应位，或某色独见，皆为病色。

（1）五色善恶顺逆：凡五色光明润泽者为善色，说明虽病而脏腑精气未衰，胃气尚荣于面，称为"气至"，多预后良好。凡五色晦暗枯槁者为恶色，说明脏腑或有败坏，胃气已竭，不能荣润，称为"气不至"，多预后不佳。临床上可观动态变化，由善色转恶，是病情加重；由恶色转善，则是病有转机，可能好转。

（2）五色主病：①青色：主寒证、痛证、瘀血和惊风。寒凝则气滞血瘀，经脉拘急收引，故面色发青，甚至青紫；经脉瘀阻，不通则痛；血不养筋，肝风内动则惊风搐搦。心阳不振，寒凝气滞，心血瘀阻，以致心胸憋闷剧痛、面色青灰、口唇青紫。多见于心血管病的冠心病心绞痛、心肌梗死；②赤色：主热证。赤甚属实热，微赤为虚热。气血得热则行，热盛则血脉充盈，血色上荣，故面色赤红。满面通红，多为阳盛之外感发热，或脏腑实热；若两颧潮红娇嫩，则属阴虚火旺的虚热证。心有实热，血脉充盈，面色赤红，心悸气促，多见于感染性心内膜炎；心肝火旺，烦躁面红，头晕耳鸣，口苦心悸，多见于心血管病的高血压。③黄色：主虚证、湿证。黄色乃脾虚湿蕴之征象，脾失健运，则水湿内停，气血不充，故面色发黄。④白色：主虚证、寒证、脱血、夺气。白为气血不荣之候。阳气虚衰，气血运行迟滞，或耗气失血，气血不充，或寒凝血涩，经脉收缩，皆可导致面色㿠白，或苍白。心气心阳虚损，常见面色㿠白，伴气促心悸、乏力汗多，多见于扩张型心肌病、贫血性心肌病、心功能不全；面色突然苍白，冷汗淋漓，气促心悸，多见于心源性休克。⑤黑色：主肾虚、寒证、痛证、水饮和瘀血。肾阳虚衰，阴寒内盛，水饮不化，血失温养，故面色黧黑。面色黧黑而肌肤甲错，属瘀血；心脏病见黑色多为逆证。口黧黑多为肾绝。

（三）望形态

1. 常见特征性病态

（1）颈静脉怒张：取 30°～45° 的半卧位，颈静脉充盈度超过锁骨上缘至下颌角距离的下 2/3 以上者称颈静脉怒张，见于右心力衰竭、缩窄性心包炎、心包积液等心血管疾病。

（2）颈动脉搏动：在安静状态下出现颈动脉的明显搏动，多见于主动脉瓣关闭不全、高血压等心血管疾病。

（3）心前区隆起：指胸骨下段和胸骨左缘第 3～5 肋骨及肋间隙的局部隆起，多见于伴右心室肥大的先天性心脏病，如法洛四联症、肺动脉瓣狭窄，以及儿童期起病的风湿性心瓣膜病，如二尖瓣狭窄。此外，大量心包积液可有心前区饱满。

（4）心尖搏动的移位：临床多见于心脏增大时，如左心室肥大时，心尖向左向下移位，心尖搏动常位于第 6 肋间左锁骨中线外侧；右心室肥大时，心尖搏动只向左移位而不向下移，有时心尖可上翘，心尖搏动常位于第 4 或第 5 肋间左锁骨中线外；单纯先天性右位心时，心尖搏动可位于右第 5 肋间右锁骨中线内侧。

（5）心尖搏动增强和范围扩大，病理情况下见于各种原因导致的左心室肥大；心尖搏动减弱和范围缩小，病理情况下见于心肌炎、扩张型或限制型心肌病、心包积液、缩窄性心包炎等，心尖搏动可减弱甚至消失。

（6）心脏其他部位的异常搏动：右心室肥大时，在胸骨体下段及左 3、4 肋间可见收缩期强有力的抬举性搏动；前间壁心肌梗死并室壁瘤形成时，心尖区内上方或心尖区与胸骨左缘之间有持久性收缩期异常搏动，可与心尖区正常搏动构成双重搏动；肺气肿并右心室肥大者可见剑突下或上腹部搏动；胸骨右缘第 2 肋间或胸骨上窝有收缩期搏动或隆起，常提示有升主动脉或主动脉弓动脉瘤。

2. 望诊意态，辨虚实寒热

患者畏缩多衣，必是恶寒，非表寒即里寒；常欲揭衣被，则知其恶热，非表热即里热；阳证多欲得凉，欲得见人；阴证则欲得温，欲闭户独处，恶闻人声。坐而喜伏，多为心肺气虚；但坐不能平卧，平卧则胸憋气逆，多为心气虚损，饮瘀壅肺；神疲喜卧，多为气血俱虚；卧而喜向外，身轻能自转侧，多为阳证、热证、实证；卧而喜向里，身重不能转侧，多为阴证、寒证、虚证；若重病至此，多是气血衰败已极，预后不良。蜷卧成团者，多为阳虚畏寒，或有剧痛；仰面伸足而卧，则为阳证热盛而恶热。

（四）望舌

1. 舌诊的临床意义

舌象是反映体内变化的标尺，舌象的变化能客观地反映正气盛衰、病邪深浅、邪气性质、病情进退，可以判断疾病转归和预后，可以指导处方遣药。

（1）判断正气盛衰：舌质红润，为气血旺盛；舌质淡白，为气血虚衰；苔薄白而润，是胃气旺盛；舌光无苔，为胃气衰败，或胃阴枯竭。

（2）分辨病位深浅：苔薄多为疾病初期，邪入尚浅，病位在表；苔厚则为病邪入里，病位较深；舌质绛则为热入营血，病位更深，病情危重。

（3）区别病邪性质：不同性质的邪气，在舌象上都有所反映。黄苔多主热邪，白滑苔则主寒邪；腐腻苔多是食积痰浊，黄厚腻苔则是湿热；舌偏歪多为风邪，舌有淤斑淤点则是瘀血。

（4）推断病情进退：苔色与苔质，往往随正邪消长和病情的进退呈相应的动态变化。如舌苔由白转黄，又进一步变灰黑，说明病邪由表入里，由轻变重，由寒化热；舌苔由润转燥，多是热渐盛而津渐伤；若苔由厚变薄，由燥转润，往往是病邪渐退，津液复生。

2．舌诊的内容

舌诊的内容包括望舌质和舌苔两方面。舌质即舌体，是舌的肌肉脉络组织；舌苔是舌体上附着的一层苔状物。舌诊需要综合诊察舌质和舌苔，以察舌质为纲，舌苔为目，综合判断。

正常舌象，其舌体柔软，运动灵活自如，颜色淡红鲜明，胖瘦老嫩大小适中，无异常形态；舌苔色白，颗粒均匀，薄薄地铺于舌面，揩之不去，其下有根，干湿适中，不黏不腻。通常称"淡红舌、薄白苔"。

（1）望舌质：舌神：舌质荣润红活，有生气，有光泽，谓之有神，虽病预后良好；舌质干枯，无生气，无光泽，谓之无神，有病多预后不良。

舌色：主病的舌色多见以下5种。①淡白舌：舌色浅淡，甚至无血色，称淡白舌。主虚证，寒证或气血两亏。若淡白湿润，而舌体胖嫩，多为阳虚寒证；淡白光莹或舌体瘦薄，则属气血两亏证。②红舌：舌色较淡红色深，甚至呈鲜红色。主热证。若舌鲜红而起芒刺，或兼黄厚苔者，多属实热证；若鲜红而少苔，或有裂纹或光红无苔，则属阴虚内热或气阴两虚证。③绛舌：较红舌更深的红色，称为绛舌。心血管病不合并外感，若见舌绛少苔或无苔，或有裂纹，则是阴虚火旺；或舌绛少苔而津润者，多为血瘀。④紫舌：舌质色紫，即为紫舌。主病有寒热之分。绛紫而干枯少津，属热盛伤津、气血壅滞；淡紫或青紫湿润者，多为寒凝血瘀。⑤青舌：舌色如皮肤上暴露之"青筋"，缺少红色，称为青舌。主寒凝阳郁和瘀血。全舌青者，多是寒邪直中肝肾，阳郁而不宣；舌边青者，或口燥而漱水不欲咽，是内有瘀血。

舌形：指舌体的形状。①老嫩：老是舌质纹理粗糙，形色坚敛苍老，不论苔色如何，都属实证。嫩是舌质纹理细腻，形色浮胖娇嫩，都属虚证。②胖大：舌体较正常舌为大，伸舌满口，称胖大舌。若舌淡白胖嫩，舌苔水滑，属脾肾阳虚，积水停饮；舌淡红或红而胖大，伴黄腻苔，属脾胃湿热，痰热上溢。③瘦薄：舌体瘦小而薄，称为瘦薄舌。舌瘦薄而色淡者，多属气血两虚；瘦薄而色红绛干燥者，多是阴虚火旺，津液耗伤。④淤斑：舌面出现大小不等、形状不一的青紫色或紫黑色斑点，不突出于舌面，称为淤斑。心血管病不兼外感热病时，若见淤斑舌多为血瘀之征。⑤裂纹：舌面上见有多少不等，深浅不一，各种形态明显的裂沟，称裂纹舌。主病有三：一是热盛伤阴；二是血虚不润；三是脾虚湿侵。红绛舌而有裂纹，多是热盛伤津，或阴虚液涸；淡白舌而有裂纹，多是血虚不润；若淡白胖嫩，边有齿痕而又有裂纹者，则属脾虚湿侵。⑥光滑：舌面光滑无苔，洁如镜面，谓光滑舌，也称"镜面舌"。属胃气将绝的危候。⑦齿痕：舌体边缘见牙齿的痕迹，称为齿痕舌。主病脾虚和湿盛证。若齿痕舌淡白而湿润，则属寒湿壅盛；淡红而有齿痕，多是脾虚或气虚。⑧重舌：舌下血络肿起，好像又生一层小舌，谓之重舌。主病为心火。⑨舌衄：舌上出血，名为舌衄。主病是心火、胃火、肝火、脾虚或阳浮。⑩舌下络脉：将舌尖翘起，舌底脉络隐约可见。若舌下脉络青紫或紫黑，多属肝郁失疏，瘀血阻络；若舌下脉络青紫且粗张，多属气滞血瘀。或为痰热内瘀，或为寒凝血瘀。

舌态：是指舌体的动态。①强硬：舌体强直，运动不灵，语言謇涩，称为舌强。舌淡红或青紫，舌强硬多见于心血管疾病中的高血压脑病、高血压危象、中风先兆。②痿软：舌体软弱，无力屈伸，痿废不灵，称为痿软舌。久病舌淡而痿，多是气血俱虚；久病舌绛而痿，则是阴亏已极。③颤动：舌体震颤抖动，不能自主，称为颤动舌。主久病气血两虚或阳虚。④歪斜：舌体偏于一侧，称歪斜舌。多为风邪中络或风痰阻络所致。脑动脉粥样硬化性梗死，或脑出血后遗症多见。

（2）望舌苔：苔色：主病的苔色，主要有白、黄、灰、黑四种，少见的还有绿苔和霉酱苔。①白苔：一般常见于表证、寒证。心血管疾病不兼表证时，若见舌淡苔白而湿润者，常是里寒证或寒湿证。②黄苔：一般主里证、热证。淡黄热轻，深黄热重，焦黄为热结。③灰苔：灰苔即浅黑色，常由白苔晦暗转化而来，也可与黄苔同时并见。主里证，常见于里热证，也见于寒湿证。心血管疾病不兼有外感热病时，若见苔灰而干，多属热炽伤津，或阴虚火旺；苔灰而润，见于痰饮内停，或为寒湿内阻。④黑苔：黑苔较灰苔色深，主里证，或为热极，或为寒盛。若苔黑而燥裂，甚则生芒刺，多为热极津枯；若苔黑而滑润，多属寒盛阳衰。

苔质：即苔的形质。分为厚薄、润燥、腐腻、偏全、剥落、消长，以及真假等几项叙述。①厚薄：苔质的厚薄，以"见底"和"不见底"为标准，即透过舌苔能隐隐见到舌体的为"薄苔"，不能见到舌体则为"厚苔"。厚薄可测邪气之深浅：薄苔属正常舌苔，若有病见之，亦属疾病轻浅，正气未伤，邪气不盛；厚苔主邪盛入里，或内有痰饮湿食积滞。②润燥：舌面润泽，是干湿适中的正常舌象。润泽是津液上承之征，说明病中津液未伤。若水分过多，扪之湿而滑利，谓之"滑苔"；临床上常见于阳虚而水湿痰饮内停之证。望之干枯，扪之无津，此为"燥苔"；主病为热盛伤津，阴液亏耗，或阳虚气不化津，津液不能上承所致。③腐腻：苔质颗粒疏松，粗大而厚，形如豆腐渣堆积舌面，揩之可去，称为"腐苔"。临床多见于胃中阳热有余，蒸腾食积痰浊为患。苔质颗粒细腻致密，揩之不去，上面罩一层油腻状黏液，称为"腻苔"。主病为湿浊、痰饮、食积壅滞，阳气被遏；或湿热、痰热、食滞化热，浊热、痰热壅盛。④偏全：舌苔布满全舌称之为"全"；舌苔半布，偏前、后、左、右、内、外某一局部，称之为"偏"。察舌苔分布之偏全，可诊病变之所在。全苔主邪气散漫；偏外苔（舌尖为外），是邪气入里未深，胃气先伤；偏内苔（舌根为内），是表邪虽减，胃滞依然；若中根部有苔，是素有痰饮，或胃有积滞；若中根部少苔，是脾阳不能温胃上蒸，肾阴不能上濡，阴精气血皆伤。⑤剥落：舌苔全部退去，以致舌面光洁如镜，称为"光剥舌"，又叫镜面舌。若不规则地大片脱落，边缘厚苔界限清楚，形似地图，又称"地图舌"。主病：胃之气阴两伤。察剥落苔，可测胃气、胃阴之存亡，判断疾病之预后。⑥消长：消是舌苔由厚变薄，由多变少地消退；长是舌苔由无而有，由薄变厚地增长。苔的消长，反映着邪正相争的过程，可判断疾病的进退预后。凡舌苔由薄变厚，说明邪气渐盛，主病进；反之，苔由厚变薄，说明正气渐复，主病退。无论消长，都以逐渐转变为佳。若骤增骤退，多为病情暴变的征象。⑦真假：判断舌苔真假，以有根无根为标准。凡舌苔着实，紧贴舌面，刮之难去，像从舌体长出来的，称之为"有根苔"，属真苔。若苔不着实，似浮涂舌面，刮之即去，不像从舌上生出来的，称为"无根苔"，即是假苔。辨舌苔真假，可察胃气存亡，测示疾病轻重和预后吉凶。

舌诊察病，察舌质重在辨正气的虚实，当然也包括邪气的性质；察舌苔重在辨邪气的浅深与性质，当然也包括胃气的存亡。舌质与舌苔既要分看，又要合看，综合诊察，分析判断。人体的生理功能和病理变化是一个复杂的整体性变化，舌质与舌苔的主病变化是统一的，需要结合临床实际，具体分析，灵活权变。

三、闻诊

闻诊的内容包括听声音和嗅气味两个方面。医生诊察患者时会听到患者的声音、嗅到患者的气味，这些声音和气味都是患者脏腑的生理活动和病理变化产生的，所以它能反映患者脏腑的生理状态和病理变异。医生用听觉诊察患者的声音、语言、呼吸、咳嗽、呃逆等各种声响；运用嗅觉诊察患者的口气、鼻气及病体分泌物、排泄物的各种气味，综合分析、判断相应脏腑的病变。

（一）听声音

听声音不仅可诊察与发音有关器官的病变，还可根据声音的变异，进一步诊察体内各脏腑的病理变化。健康人的声音，发声自然，音调和谐，刚柔相济。在病理情况下，声音常常发生变异。现将常见的病变声音分述如下。

1. 音哑和失音

新病音哑或失音，属实证，多见于外感风寒或风热，外邪袭肺，肺气失宣，清肃失职，所谓"金实不鸣"。久病音哑或失音，多属虚证，常是肺肾阴伤，虚火灼金，津枯肺损，所谓"金破不鸣"。风心病二尖瓣狭窄，严重出现肺动脉高压时，出现声音嘶哑，属虚实夹杂证，痰瘀壅肺，津伤肺损而致"金破不鸣"。妊娠失音者，多为胞胎阻碍，肾之精气不能上荣于肺而致。

2. 气喘

气喘是呼吸困难，指患者主观上觉空气不够，客观上表现为呼吸费力，频率加快，呼吸急促，鼻翼搧动，张口抬肩，端坐呼吸。心血管疾病多见于左心和（或）右心功能不全。其临床特征：早期多表现为劳动或活动时呼吸困难加重，休息时缓解或减轻；晚期则表现为夜间睡眠中突然感到胸闷气急，被迫坐起，呼吸急促，病情轻者经数分钟至半小时症状缓解；重者气喘发绀，端坐呼吸，医生可听见喘息声，张口抬肩，咳咯粉红色泡沫痰。故称夜间阵发性呼吸困难，也称心源性哮喘。

3. 咳嗽

咳嗽是一种反射性、爆发性呼气动作，以此排出呼吸道中的分泌物或异物。能够引起咳嗽的最常见的心血管疾病，包括各种可引起肺静脉压升高、间质性及肺泡性肺水肿的心血管疾病，如风湿性瓣膜病二尖瓣狭窄，常在夜间、体力活动时或活动后发生咳嗽；左心功能不全时亦常发生咳嗽。二尖瓣狭窄或左心功能不全引起的咳嗽常表现为干咳性、刺激性、痉挛性和夜间性，常伴咳粉红色泡沫样痰。

4. 呃逆

呃逆是指胃气上逆，从咽部冲出，发出一种不由自主的冲击声。可据呃声之长短、高低和间歇时间不同，以诊察疾病之寒热虚实。心血管疾病中的冠心病心肌梗死发病早期，特别是疼痛剧烈时常发生胃肠道症状，有的患者出现顽固性呃逆。

（二）嗅气味

1. 病体的气味

（1）口气：口出酸臭气的内有积食；口出臭气属口腔不洁有龋齿。

（2）汗气：风湿热患者，多数起病急骤，发热多汗，汗有腥膻气味。

（3）身臭：病体散有腥臭气味的，多有皮肤疮疡破溃流有脓血。

2. 病室的气味

病室有血腥臭，患者多患失血，如呕血、便血等；病室有尿骚气味，多为水肿病晚期，如肾功能慢性衰竭。有烂苹果样气味（酮体气味），多见于消渴病患者。

病体或病室气味，凡气味酸腐臭秽者，多属实热证；气味无臭，或略有腥气者，多属虚寒证。至于尸臭恶味，多是脏腑败坏之绝症。

四、切诊

切诊包括脉诊与按诊两部分。医生用手触摸，或按压患者的某些特定部位，了解局部的异常变化，并以此推测疾病的部位、性质和病情轻重等情况的一种诊病方法。本节重点阐述心血管疾病的中医脉诊、按诊诊断技术内容。

（一）脉诊

1. 脉诊的临床意义

心主血脉，心脏搏动把血液泵入血管形成脉搏。脉搏的形成还依赖于各脏器的协调配合：肺朝百脉，主治节；脾胃为气血生化之源，主统血；肝藏血，主疏泄；肾藏精，精化气，为人体阳气的根本、动力的源泉。所以，脉象能反映五脏、六腑生理活动的功能盛衰与病理变化的情况。诊察脉象能够推测疾病的病位、性质和邪正盛衰。如脉象浮，病位多在表；脉象沉，病位多在里；脉象迟多主寒证，脉象数多主热证；脉虚弱无力，是正气不足的虚证；脉实有力，是邪气亢盛的实证。诊察脉象还能推断疾病的进退预后。如久病脉见缓和，是胃气渐复，病退初愈之兆；久病气虚、虚劳，或失血，久泄而见洪脉，则多属邪盛正衰危候。

2. 脉诊的部位

以前臂桡骨茎突为标志，其稍微内方的部位为关，关前（关之腕侧）为寸，关后（关之肘侧）为尺。两手各有寸关尺三部，共六部。寸关尺分配脏腑如下：左寸可候心、小肠；左关可候肝、胆；左尺可候肾、膀胱；右寸可候肺、大肠；右关可候脾、胃；右尺可候肾、命门。

3. 脉诊的方法

诊脉之前，先让患者休息片刻，使气血平静，诊室内要保持安静，避免外界的影响和患者情绪的波动。诊脉时让患者取坐位或正卧位，手臂放平和心脏近同一水平，直腕，手心向上。并在腕关节背垫上脉枕，以便切脉。医生用左手按诊患者的右手，用右手按诊患者的左手。诊脉时首先用中指按在掌后关脉部位，接着用食指按关前寸脉部位，无名指按关后的尺脉部位，三指呈弓形，指头平齐，以指腹按触脉体，医生必须和谐平静，集中思想，细心体会脉象的变化。用轻指力按在皮肤上浮取，又叫举；用重指力按在筋骨间沉取，又叫按；指力不轻不重，中而取之，叫寻。诊脉必须注意体会举、按、寻之间的脉象变化。每次诊脉时间以 3～5 分钟为宜。

4. 脉诊的内容

（1）平脉：平脉是正常人的脉象，一息四至或五至（相当于每分钟 72～80 次），不浮不沉，不大不小，三部有脉，从容和缓，柔和有力，节律规整，并随生理活动和气候环境的不同而有相应正常变化。平脉有胃、根、神三个特点。①胃：脉以胃气为本，有胃气则生，无胃气则死。《灵枢·终始》说："邪气来也紧而疾，谷气来也徐而和"。平人脉象不浮不沉，不快不慢，从容和缓，节律规整，是为有胃气。即使是病脉，不论浮沉迟数，但有徐和之象，便是有胃气。诊察胃气的盛衰有无，对判断疾病的进退凶吉有一定的临床意义。②神：脉有神是指形态柔和有力，即使微弱的脉，微弱之中不至于完全无力的为有神；弦实的脉，弦实之中仍带有柔和之象的为有神。③根：尺脉沉取应指有力，就是有根的脉象形态。若病中肾气犹存，先天之本未绝，尺脉沉取尚可见，便还有生机。

平脉随人体内外因素的影响而有相应的生理变化，如四季气候的影响，平脉有春弦、夏洪、秋浮、冬沉的变化。地理环境也能影响脉象，南方地处低下，气候温湿，脉多见细软或略数；北方地势高，气候寒冷干燥，脉多见沉实。男女性别不同，脉象亦有差异，妇女脉象较男子濡弱而略快；妇女妊娠，脉多滑数而柔和；脑力劳动者脉多弱于体力劳动者等等，都属于正常差异，临证时必须注意。

（2）病脉：疾病反映于脉象的变化，叫病脉。历代中医学家由于切脉的体会不同，命名多不一致，故脉象的种类甚多。我国最早的脉学专书王叔和《脉经》提出 24 种脉象。近代多从 28 种脉象论述。本节从适用于心血管疾病辨证的需要，从 28 脉中选择浮、沉、迟、数、虚、实、滑、涩、弦、紧、细、微、濡、弱、结、代、促等 17 种脉象给以阐述。

浮脉：①脉象：轻取即得，重按稍减而不空，举之泛泛而有余；②主病：表证，虚证；③说明：浮脉主表，反映病邪在经络肌表的部位，脉多浮而有力；久病体虚亦见浮脉，多浮大无力，属虚证。

沉脉：①脉象：轻取不应，重按始得。②主病：里证。有力为里实，无力为里虚。③说明：邪郁于里，气血内困，则脉沉而有力；若脏腑虚弱，正气不足，阳虚气陷，不能升举，脉气鼓动无力，故脉沉而无力。

迟脉：①脉象：脉来迟缓，一息不足四至（相当于每分钟脉搏 60 次以下）；②主病：寒证。有力为寒积，无力为虚寒；③说明：寒凝气滞，阳失健运，故脉象见迟。迟而有力为冷积实证；迟而无力，多属虚寒。久经锻炼的运动员，脉迟而有力，则不属病脉。

数脉：①脉象：一息脉来五至以上（相当于每分钟脉搏在 90 次以上）；②主病：热证。有力为实热，无力为虚热；③说明：邪热亢盛，气血运行加速，故见数脉，必数细而有力；久病阴虚，虚热内生，脉也见数，必数而无力；若阳虚外浮而见数脉，必数大而无力，按之豁然而空。三者鉴别，必脉症合参。

虚脉：①脉象：三部脉举之无力，按之空虚；②主病：虚证；③说明：气不足以运其血，故脉来无力；血不足以充于脉，则按之空虚。故虚脉包括气血两虚及脏腑诸虚。

实脉：①脉象：三部脉举按均有力；②主病：实证；③说明：邪气亢盛而正气不虚，正邪相搏，气血壅盛，脉道坚满，故应指有力。

滑脉：①脉象：往来流利，如珠走盘，应指圆滑；②主病：痰饮，食滞，实热；③说明：实邪壅盛于内，气实血涌，故脉来往甚为流利，应指圆滑。平人脉滑而冲和，是营卫充实之象，故亦为平脉。妇女妊娠亦常见滑数，是气血充盛而调和的表现。

涩脉：①脉象：往来艰涩不畅，如轻刀刮竹，与滑脉相反；②主病：伤精，血少，气滞血瘀，挟痰，挟食；③说明：精亏血少，不能濡润经脉，血行不畅，脉气往来艰涩，故脉涩而无力；气滞血瘀或食痰胶固，气机不畅，血行受阻，则脉涩而有力。

弦脉：①脉象：端直而长，如按琴弦；②主病：肝胆病，诸痛，痰饮，疟疾；③说明：弦是脉气紧张的表现。肝主疏泄，调畅气机，以柔和为贵。邪气滞肝，疏泄失常，肝气亢盛，脉气紧张，则出现弦脉。虚劳内伤，中气不足，肝病乘脾，亦常见弦脉；肾阴亏损，水不涵木，肝风上翔，头晕头痛，亦多见弦脉。

紧脉：①脉象：脉来绷急，状如牵绳转索；②主病：寒、痛、宿食；③说明：寒邪侵袭人体，阻碍阳气，寒邪与正气相搏，以致脉管紧张而拘急，故见紧脉。寒邪在表，脉见浮紧；寒邪在里，脉见沉紧。剧痛、宿食见紧脉，也是寒邪积滞与正气相搏的缘故。

细脉：①脉象：脉细如线，但应指明显；②主病：气血两虚，诸虚劳损，又主湿病；③说明：细为气血两虚所致。营血亏虚，不能充盈脉道。气不足则无力鼓动血液运行，故脉体细小而软弱无力；又湿邪阻遏脉道，亦见细脉。

微脉：①脉象：极细极软，按之欲绝，若有若无；②主病：阳衰少气，阴阳气血诸虚；③说明：阳衰气微，无力鼓动，故见微脉。轻取似无是阳气衰；重按似无是阴气竭。久病脉微，是正气将绝；新病脉微主阳气暴脱。但邪不太深重者，或尚可救。

濡脉：①脉象：浮而细软；②主病：诸虚，又主湿；③说明：濡脉脉位表浅，细软无力，轻取可以触知，重取反不明显。虚证与湿证均可出现，精血虚而不荣于脉，故主诸虚；但湿气阻遏脉道，也可见濡脉。临床应脉症合参辨之。

弱脉：①脉象：沉而细软；②主病：气血不足；③说明：弱脉沉取方得，细弱无力。主气血不足诸证，血虚脉道不充，气虚则脉搏乏力。病后正虚，见脉弱为顺；新病邪实，见脉弱为逆。

促脉：①脉象：脉来数而时一止，止无定数；②主病：阳盛实热，气血痰饮宿食停滞，亦主肿痛；③说明：阳盛实热，阴不和阳，故脉来急数而时见歇止。凡气血、痰食、肿痛等实热证，均可见脉促有力；若促而细小，无力，多是虚脱之象，临证应高度警惕。

结脉：①脉象：脉来缓而时一止，止无定数；②主病：阴盛气结，寒痰血瘀，癥瘕积聚；③说明：阴盛而阳不和，故脉缓慢而时一止，凡寒痰瘀血，气郁不疏，脉气阻滞，故见结脉。

代脉：①脉象：脉来一止，止有定数，良久方来；②主病：脏气衰微，风证痛证，七情惊恐，跌打损伤；③说明：脏气衰微，气血亏损，元气不足，以致脉气不能衔接，可出现脉歇止。

5．脉症顺逆与从舍

（1）脉症顺逆：临床症状与脉象，通常情况下是一致的，即表证见浮脉、里证见沉脉、新病多见实脉、久病多见虚脉，有是症则有是脉，此谓之脉症相应。然而，疾病变化十分复杂，亦有脉与症不相应的，例如表证反见沉脉、热结腑实而反见脉迟细者。临证中从脉症的相应、不相应来判断疾病的顺逆，称为"脉症顺逆"。脉症相应者为顺，脉症不相应者为逆。暴病脉来浮、洪、数、实者为顺，反映正气充盛能抗邪；久病脉见沉、微、细、弱为顺，说明有邪衰正复之机；若新病脉见沉、细、微、弱，说明正气已衰；久病脉见浮、洪、数、实，则表现正衰而邪不退，均属逆证。

（2）脉症从舍：临证中如有脉症不相应者，必当辨明脉症真假以决定取舍，或舍脉从症，或舍症从脉。

舍脉从症：在症真脉假的情况下，必须舍脉从症。如症见腹胀满，疼痛拒按，大便燥结，舌红苔黄厚焦燥，而脉迟细者，则症所反映的是实热内结胃肠，是真；脉所反映的是因热结于里，阻滞血脉流行，故出现迟细脉，是假象，此时当舍脉从症。

舍症从脉：在症假脉真的情况下，必须舍症从脉。如伤寒热闭于里，症见四肢厥冷，而脉滑数，脉所反映的是真热；症所反映的是由于热邪内伏，格阴于外，出现四肢厥冷，是假寒，此时当舍症从脉。

症有从舍，脉有从舍，说明症状和脉象都只能代表疾病临床表现的一个方面，因而都不能把它作为诊断疾病的唯一依据，必须四诊合参才能从舍得宜，得出正确的诊断。

（二）按诊

按诊在心血管疾病的检查中，医生用右手，以全掌、手掌尺侧（小鱼际）或食指、中指和无名指并拢以指腹触按手足、胸部、腹部，从而推测疾病的部位、性质和病情轻重等情况。

1．触按手足

一般手足俱凉是阳虚阴盛，属寒；手足俱热多为阳盛，或阴虚内热，属热。但也要注意内热壅盛，阳气闭郁于里不能外达而出现四肢厥冷的，必验之以舌，质红苔黄厚的属内热实证。皮肤干燥松弛的，多为津液不足；双小腿内侧、足内踝下侧、后侧软组织皮肤按压之凹陷的为水肿，在排除低蛋白血症、慢性肝病后，多考虑心功能不全之征。

2．触按胸部

触按胸骨右缘第 2 肋间隙出现收缩期震颤的，示为主动脉瓣狭窄；胸骨左缘第 2 肋间隙出现收缩期震颤，示为肺动脉瓣狭窄；胸骨左缘第 3～4 肋间隙出现收缩期震颤的，示为室间隔缺损。触按心尖部（虚里部位），有舒张期震颤的，为二尖瓣狭窄；心尖搏动有力，呈抬举样，为二尖瓣关闭不全；胸骨左缘第 2 肋间隙，有连续性震颤的，为主动脉导管未闭。触按心前区，有摩擦振动感的，以胸骨左缘第 4 肋间隙为明显，为心包炎。

3．触按腹部

（1）肝触诊：主要了解肝下缘的位置和肝的质地、表面边缘等。触诊时患者仰卧，两膝关节屈曲，使腹壁放松，并做较深的腹式呼吸以使肝脏上下移动；医生立于患者右侧，将右手中间 3 指并拢，掌指关节伸直，与右侧肋缘大致平行地放在右上腹部、肝下缘的下方，随患者呼气时，手指压向腹深部，再次吸气时，手指向前上迎触下移的肝缘，如此反复进行，手指逐渐向肋缘移动，直到触及肝缘或肋缘为止。在右锁骨中线上及前正中线上分别测定触及的肝缘与肋缘或剑突根部的距离，以厘米表示。在触诊中，用右手食指的桡侧指腹感觉肝脏质地，若质韧如触鼻尖，在排除慢性肝炎、肝硬化或肝脏下移的情况下，要考虑肝瘀血肿大，提示充血性心力衰竭Ⅲ度。

（2）触液波震颤：检查时，患者平卧，医生以一手掌面贴于患者一侧腹壁，另一手四指并拢屈曲，用指端叩击对侧腹壁，若贴于腹壁的手掌有被液体波动冲击的感觉，即波动感。它提示腹内有大量液体，在排除慢性肝炎肝硬化腹腔积液、腹腔肿瘤、低蛋白血症等其他能够引起腹腔积液的疾病外，需要考虑慢性充血性心力衰竭所致的可能。

第二节　虚、实、寒、热辨证纲要

《素问·通评虚实论》指出："邪气盛则实，精气夺则虚"。说明实证的特征为邪气亢盛，而虚证的特征为正气虚衰。在临床诊疗中运用实与虚以概括和辨别邪正盛衰，为确立治法"补与泻"提供依据。所以说，虚实辨证是辨别邪正盛衰的一对纲领。

临床诊疗中对具有阴盛或阳虚征象的症状和体征概括为寒证，对具有阳盛或阴虚征象的症状和体征概括为热证。辨寒热是为确立"温与清"治疗方法提供依据。所以称寒热辨证是辨别疾病性质的一对纲领。

心血管疾病的临床证候多用虚、实、寒、热辨证分类，为确立补、泻、温、清治法提供依据，故称为虚、实、寒、热辨证纲领。

一、虚实辨证

虚实是反映疾病过程中人体正气与致病邪气抗争，力量消长变化的对比，正衰为虚，邪盛为实。

（一）虚证

人体正气包括阳、气、精、血、津液、髓等，故阳虚、阴虚、气虚、血虚、津液亏虚、精髓亏虚等，都属于虚证范畴。根据正气虚损的程度不同，临床有不足、亏损、虚弱、衰微、枯竭、亡脱等描述的差异。心血管疾病的虚证常见有：心阳不足、心阳衰微、心阳欲脱、心阴不足、心血虚损等。

辨证要点如下。

1.心阳不足证

心痛胸闷，或心悸怔忡，神怯畏寒，手足清冷；或纳呆食少，大便溏稀；舌质淡红，苔白润，脉沉细，或缓。

2.心阳衰微证

心痛胸闷，或心悸怔忡，畏寒肢冷，气短喘促，唇甲淡紫，自汗乏力；舌质淡紫黯，苔白滑，脉微或结代。

3. 心阳暴脱证

心痛胸闷，或心悸怔忡，冷汗淋漓，四肢厥冷，喘促气短，不能平卧，烦躁不安，唇甲青紫，舌质淡紫青，苔白滑，脉微欲绝。

4. 心阴不足证

心痛胸闷，或心悸怔忡，心烦不寐，口燥咽干，潮热盗汗，舌红少苔，脉细数。

5. 心血虚损证

心痛频发，或心悸怔忡，颧红盗汗，五心烦热，骨蒸潮热，形体消瘦，失眠多梦，舌质红少苔少津，脉细数。

心血管病举例：病毒性心肌炎恢复期、慢性期，感染性心内膜炎，冠心病心绞痛、心肌梗死等多见。

（二）实证

在疾病过程中，邪气亢盛，正气尚强，正邪抗争激烈的病理反应在临床表现出的症状和体征。在心血管疾病中多见于情志不遂，偏嗜肥甘，过量饮酒，思虑过度，致五脏功能失调，运化输布障碍，内生痰、饮、水、湿、气滞、血瘀、火毒等病理产物。临床多见于心火亢盛、肝火上炎、痰阻心脉、瘀阻心络等证。

辨证要点如下。

1. 心火亢盛证

心烦失眠，面赤口渴，舌体尖边部生疮、溃烂疼痛、小便黄赤灼痛，大便秘结，甚者烦躁不宁，神昏谵语，舌尖红绛，苔黄燥，脉数有力。

2. 肝火上炎证

头晕胀痛，面红目赤，耳鸣如潮，烦躁易怒，口苦咽干，不寐多梦，尿黄便结，舌红苔黄，脉弦数。

3. 痰阻心脉证

胸闷如窒，胸胀钝痛，咳嗽痰浊，痰多清稀，或肥胖痰多，纳呆恶心，大便不畅；或咳痰黄稠，大便秘结；舌质淡紫苔浊腻，或舌质黯红苔黄厚腻，脉弦滑，或脉滑数。

4. 瘀阻心络证

胸部压榨样剧痛，痛处固定，入夜更甚，牵引肩背，心悸，气短，舌质紫黯或有淤斑，舌下脉络青紫迂曲，苔白脉弦或结代。

心血管病举例：多见于高血压、冠心病心绞痛、缩窄性心包炎伴心包积液等。

（三）虚实夹杂证

心血管疾病多数有本虚标实的病机特点，临床多见虚实夹杂证。这类证候既具有正虚的临床特征，又具有邪实的临床特征，辨证可参考虚证与实证两个辨证纲领。

二、寒热辨证

寒证与热证反映人体阴阳的偏盛与偏衰，将阴盛或阳虚表现的临床症状和体征称为寒证、阳盛或阴虚表现的临床症状和体征称为热证。辨别寒与热，为确立温热治寒、寒凉治热的治法提供依据，所以说寒热辨证是一对纲领。

（一）寒证

寒证指由阴盛或阳虚所产生的以寒冷表现为特征的一类证候。寒证包括表寒、里寒、虚寒、实寒等证。心血管疾病多属里证，包括虚寒和实寒。

辨证要点如下。

1. 虚寒证

畏寒喜暖，面色苍白，肢冷蜷卧，口淡不渴，小便清长，大便溏稀，舌质淡苔白润，脉沉迟。

2. 实寒证

恶寒，胸痛或脘腹冷痛，遇寒痛剧，得温痛减，夜间加剧，恶心呕吐，痰涎清稀，舌质淡紫，苔白润滑，脉沉紧。

心血管病举例：冠心病心绞痛寒凝心脉证、心肌梗死寒凝脉阻证、雷诺病、血栓闭塞性脉管炎寒凝脉痹证等。

（二）热证

热证指由阳盛或阴虚所产生的以温热表现为特征的一类证候。热证包括表热、里热、虚热、实热等。心血管疾病多属里证，包括虚热和实热。

辨证要点如下。

1. 虚热证

骨蒸潮热，手足心热，颧红盗汗，心烦不寐，乏力倦怠，舌红少苔，脉细数。

2. 实热证

发热恶热，喜凉，面红目赤，烦躁昏谵，痰涕黄稠，或衄血吐血，大便干结，小便黄赤，舌质红，苔黄燥，脉洪数。

心血管病举例：虚热证多见于病毒性心肌炎的恢复期、慢性期，实热证多见于病毒性心肌炎急性期，感染性心内膜炎等。

第三节　相关脏腑病证辨证要点

一、心的病证分类要点

（一）虚证

1. 心阳（气）虚证

（1）辨证要点：心痛胸闷，或心悸怔忡，畏寒肢冷，气短喘促，自汗乏力，唇甲淡紫，舌质淡紫黯，苔白滑，脉微或结代。

（2）心血管病举例：常见于心功能不全。

2. 心阴（血）虚证

（1）辨证要点：心痛时作时止，胸闷，或心悸心烦，口燥咽干，潮热盗汗，手足心热，少寐多梦，舌红少苔，脉细数。

（2）心血管病举例：常见于病毒性心肌炎恢复期和慢性期、感染性心内膜炎后期、心肌梗死恢复期。

（二）实证

1. 痰火内扰证

（1）辨证要点：胸骨后压榨样剧痛或胸中烦热，心悸躁动，心烦不寐，面赤口黏，舌质红赤，苔黄厚腻，脉滑数。

（2）心血管病举例：常见于急性心肌梗死、感染性心内膜炎、感染性心包炎等。

2. 饮遏心阳证

（1）辨证要点：胸胀钝痛，胸闷如窒，心悸不宁，纳呆恶心，甚者呕吐痰涎，四肢清冷，畏寒喜暖，大便溏，小便清长，舌质淡紫，苔白厚腻，脉弦。

（2）心血管病举例：多见于冠心病心绞痛、心肌梗死、心肌病、风心病等。

3. 心血瘀阻证

（1）辨证要点：胸部压榨样剧痛，痛处固定，牵引肩背，入夜加剧，心悸，气短，舌质紫黯有瘀点，苔白，脉弦或结代。

（2）心血管病举例：多见于冠心病心肌梗死及心绞痛、风湿性瓣膜病、心功能不全等。

二、心兼他脏的病证分类要点

心主血，肺主气，气以帅血，血以载气，肺朝百脉，心肺在生理功能上的密切关联，决定了他们在病理上的相互影响，心病及肺或肺病及心，都会影响肺气的输布与宣降，亦可影响心脉气血的运行，临床可表现出呼吸气息异常或血运障碍而发病。心主血，脾生血，脾统血；生血不足，统血无权，可致心血亏耗；思虑过度，耗伤心血，也要影响脾的生血与统血功能，形成心脾两虚。心阳下温于肾，肾水上济于心，则心肾相交，水火既济；若肾水不足，则心火独亢；心火不能下温于肾，则肾水不能气化而聚留成饮，上泛于心则心悸气短，或泛溢肌肤则为水肿；或心肾不交则心烦不眠。心属火，主血脉；肝属木，喜条达；心与肝属子母关系，木郁不达，气郁火盛，易致心阴耗伤，气滞血瘀，临床多见胸闷胸痛、心悸气短。心与肺、脾、肾、肝之间生理密切相关，病理互相影响。

1. 心阳虚衰，饮瘀阻肺证

（1）辨证要点：喘促气短，咳吐白色泡沫样稀痰，胸闷憋胀，不能平卧，心悸不宁，畏寒怕冷，手足发凉，舌质淡紫，苔白厚润滑，脉微或促。

（2）心血管病举例：常见于左心功能不全、肺心病心功能不全。

2. 肝亢损心，心气阴虚证

（1）辨证要点：头痛头晕，耳鸣目眩，胸闷隐痛，心悸不宁，气短乏力，甚则喘促，不能平卧，心烦不寐，舌质红黯，少苔，脉虚数，或弦细数。

（2）心血管病举例：常见高血压性心脏病左心功能不全。

3. 心肾阳衰，寒饮凌心证

（1）辨证要点：胸闷疼痛，或心悸不宁，畏寒肢冷，喘促气短，自汗乏力，唇甲淡紫，舌质淡紫黯，苔白滑，脉微或结代。

（2）心血管病举例：多见于风心病心力衰竭、冠心病心绞痛、心肌梗死、心功能不全、心肌病心力衰竭。

4．脾虚失运，痰阻心脉证

（1）辨证要点：胸部憋闷钝痛，胸闷如窒，或心悸怔忡，肥胖痰多，纳呆恶心，脘痞胀满，喘促气短，舌质淡紫，苔浊腻，脉弦滑。

（2）心血管病举例：冠心病心绞痛、心肌梗死、左心功能不全。

5．肠燥便结，心气受损证

（1）辨证要点：胸痛胸闷，心悸不宁，喘促气短，口燥咽干，腹胀痞满，脐腹阵阵隐痛，大便干结数日不解，小便黄赤，舌质黯红，苔黄少津，脉沉细缓。

（2）心血管病举例：常见于冠心病心肌梗死恢复期心功能不全、风心病慢性心功能不全。

第四节　内五淫邪毒致发心血管疾病的辨证要点

五脏功能失调，气血津液化生运行障碍，导致邪气内生，临床出现类似于自然界六淫中风邪、寒邪、火邪致病的临床征象；加之自身产生的痰邪、瘀邪，合称为内五淫。以本虚标实为其病理基础。临床从内生五淫所引发的病症进行分类辨证，作为立法基础。

一、风毒

《临证指南医案·肝风》中描述："肝为风木之脏，因有相火内寄，体阴用阳。其性刚，主动主升，全赖肾水以涵之，血液以濡之，肺金清肃下降令以平之，中宫敦阜之土气以培之，则刚劲之质，得柔和之体，遂其条达畅茂之性，何病之有？"足见肝脏之阴阳平衡与其他各脏有密切的关系。心血管病临床常见风毒致病的证型为肝阳化风、阴虚风动两型。

辨证要点如下。

1．肝阳化风证

眩晕欲仆，手足蠕动，肢麻震颤，心烦易怒，口苦口干，舌边尖红，苔白或黄，脉弦有力。

2．阴虚风动证

肢体麻木，筋脉拘急，肌肉𥆧动，五心烦热，腰膝酸软，舌淡或舌红，脉细或细数。

心血管病举例：高血压、高血压脑病。

二、寒毒

心为"阳中之太阳"，属阳脏而主阳气，主一身之血脉，藏神而主导全身。若上焦阳气不足，心阳不振，以致阴邪上乘，水饮、痰浊、瘀血内阻而致病。胸阳痹阻，阳气不通，不通则痛。正如《金匮要略·胸痹心痛短气病脉证治第九》所言："阳微阴弦，即胸痹而痛，所以然者，责其极虚也，今阳虚知在上焦，所以胸痹心痛者，以其阴弦故也"。具体表现为心阳衰惫、命门火衰及脾阳不足三型。

辨证要点如下。

1．心阳虚衰，心失温煦证

胸痹心痛，胸部憋闷不适，得温则缓，自觉心中空虚，惕惕而动，舌质淡紫黯，脉结代或促。

2．心肾阳虚，命门火衰证

心悸，动则加剧，气短不得平卧，咳吐白色泡沫样稀痰，四肢清冷，语声低微，小便不利，颜面及四肢水肿，舌质淡紫黯，苔白滑，脉沉迟或结代。

3．心脾阳虚，痰浊内生证

胸痹心痛，畏寒肢冷，乏力倦怠，纳呆便溏，舌质淡，苔薄白，脉沉迟。

心血管病举例：冠心病心绞痛、心肌疾病、心包疾病及周围血管疾病。

三、火毒

情志不遂，郁而化火；或阴阳失调，阳气亢盛，内生火毒。虽其成因不一，但有其共同的特征：一是阳热偏胜，功能亢进，"阳胜则热"；二是损伤阴精，平衡失调，"阳胜则阴病"。按其火热之邪不同，又可分为心火亢盛、热结阳明及阴虚阳亢三型。

辨证要点如下。

1．心火亢盛证

心烦失眠，心中懊憹，烦躁不宁，吐血衄血，舌尖红赤、糜烂疼痛，舌质红，苔黄厚，脉数。

2．心胃火盛证

心烦，躁扰，谵语，大便秘结，舌苔黄厚腻，脉数或结代。

3．阴虚火旺证

心烦躁扰，心悸怔忡，失眠多梦，头晕目眩，虚烦，盗汗，手足心热，舌质红，苔薄黄，脉细数。

心血管病举例：病毒性心肌炎急性期、感染性心内膜炎、甲亢性心脏病、高血压性心脏病、糖尿病性心脏病等。

四、痰毒

停痰伏饮，积于胸中，阻遏心阳，也是心脏病理变化之一。痰饮为病，在心脏疾患的中医辨证中是不可缺少的一部分。其生成与各个脏腑密不可分，脾为生痰之源，肺为储痰之器，水液的运化又依赖于肾的气化温煦，肝的疏泄条达，任一脏腑的功能失调皆可导致痰饮的产生，痰湿溢壅心脉，致发心血管疾病。临床表现多样，可从寒饮凌心、痰火扰心、痰瘀阻脉三方面入手辨证。

辨证要点如下。

1．寒饮凌心证

胸闷心悸，气促喘息，不能平卧，咳吐白色泡沫痰，小便不利，舌质淡紫，苔厚腻，脉滑。

2．痰火扰心证

面红目赤，心烦不宁，痰黄难咳，胸闷憋胀，恶梦纷纭，舌红苔黄腻，脉滑数。

3．痰瘀阻脉证

胸憋心痛，痛势较剧，心悸气短，体倦乏力，舌质黯，苔滑腻，脉弦。

心血管病举例：高脂血症、动脉粥样硬化症、冠心病心绞痛、心肌梗死、高血压性心脏病、糖尿病性心脏病、心力衰竭等。

五、瘀毒

《素问·痿论》谓"心主身之血脉"，《素问·五脏生成论》则谓"诸血者，皆属于心"。脉为血府，与心相连，使血畅流脉中，还周不休，外感内伤皆可导致血瘀生毒。可见，瘀血为患是心血管病的基本病理表现之一。产生瘀血的原因甚为复杂，根据其发病可分为寒凝血瘀、气滞血瘀及痰瘀互结三型，在此谨讨论前两型。

辨证要点如下。

1. 寒凝血瘀证

胸痛遇寒则剧，夜间为甚，喜暖怕凉，得温痛减，局部肤色紫黯，舌质淡黯或紫，苔白滑，脉弦紧。

2. 气滞血瘀证

情志不遂，急躁易怒，胸闷心痛，痛势较剧，胁肋胀满，纳差不寐，舌暗红苔厚，脉弦。

心血管病举例：冠心病心绞痛、心肌梗死、高血压性心脏病、糖尿病性心脏病、雷诺症、闭塞性脉管炎等。

第五节　气血津液病证辨证要点

气血津液是脏腑功能活动的物质基础，而气血津液的生成及运行有赖于脏腑的功能活动，因而气血津液的病变与脏腑密切相关。心主血脉，血有赖于心之化赤，并赖心气推动而运行全身，周而复始，气血津液相互化生，相互为用，故气血津液的辨证在心血管疾病的诊疗中有重要意义。

一、气病辨证

气不仅是人体内最微细的生命物质，更是各种功能活动的体现。因此，气的病变具有广泛、多变等特点。如《素问·举痛论》说："百病生于气也"。气有卫气、营气、宗气，即脏腑功能之气等。心血管病常见气病包括气虚、气陷、气脱、气滞、气逆5种。

辨证要点如下。

1. 气虚证

胸痛时作，其势隐缓，常于劳累或活动后发作，心悸胸闷，头晕目眩，多伴有少气懒言、神疲乏力、自汗等症，舌淡苔白，脉多无力或兼结代。

2. 气陷证

神萎乏力，心悸喘促，气短息弱，不能接续，头晕如蒙，耳鸣眼花，舌淡苔薄，脉沉迟或微弱。

3. 气脱证

呼吸微弱，神识淡漠，大汗不止，口开目合，手撒身软，二便失禁，面色苍白，舌淡紫苔白，脉微欲绝。

4. 气滞证

胸闷胀痛，心悸不宁，胁肋胀痛，烦躁易怒，口苦口干，纳差，舌质紫暗，脉弦。

5. 气逆证

心悸怔忡，胸闷胀痛，呃逆频频，脘痞恶心，呕吐涎沫，舌质紫，苔厚腻，脉弦。

心血管病举例：冠心病心绞痛、心肌梗死、风湿性瓣膜病、心力衰竭、心源性休克等。

二、血病辨证

脾生血，心主血，血行脉中，周流全身，濡养脏腑组织器官，其运行有赖于心气推动。心血管病常见证候有血虚、血瘀、血热、血寒四种。

辨证要点如下。

1. 血虚证

面白无华或萎黄，唇色淡白，心悸怔忡，胸闷心痛，失眠多梦，舌质淡，苔薄白，脉细数等。

2. 血瘀证

心前区或胸骨后压榨样剧痛，或痛引左臂内侧及肩背，痛处固定，入夜加剧，心悸气短，口唇爪甲青紫，舌质紫黯，舌边淤斑，脉涩或结代。

3. 血热证

心悸胸痛，心烦不宁，骨蒸潮热，手足心热，盗汗，甚者衄血，舌红绛，脉数或促。

4. 血寒证

心前区或胸骨后疼痛，入夜或遇寒加剧，得温则减，喜暖喜按，手足不温，唇甲紫黯，舌质紫黯，苔白滑，脉沉迟。

心血管病举例：冠心病心绞痛、风湿性心脏病、慢性充血性心力衰竭、血栓闭塞性脉管炎等。

三、气血同病辨证

气为血帅，血为气母。气血之间相互依存，相互资生，相互为用。两者生理上维持协调平衡，病理上则相互影响，或同时发病，或互为因果。归纳起来气血同病以气滞血瘀、气血两虚、气虚血瘀最为常见。

辨证要点如下。

1. 气滞血瘀证

心胸压榨性剧痛，痛处不移，心悸不寐，多伴有情志不舒，胸胁胀闷，舌质紫黯或见紫斑，脉涩。

2. 气血两虚证

心悸不宁，面白无华，气短，倦怠乏力，不寐多梦，头晕眼花，舌质淡红，脉濡或虚。

3. 气虚血瘀证

胸膺部疼痛，痛处不移，面色无华，身倦乏力，少气懒言，舌质淡紫，苔薄白，脉濡涩。

心血管病举例：心力衰竭、冠心病心绞痛、心肌梗死、心肌炎、心肌病等。

四、津液病辨证

津液是人体各种正常水液的总称，其中清稀者为津，浊稠者为液，二者可相互转化，故并称为津液。津液有滋养脏腑，润滑关节，濡养肌肤的作用，其生成、输布与排泄，主要与脾的运化、肺的肃降、肾的气化功能有密切关系。血和津液互相化生，心主血脉，故在心血管疾病中亦常涉及津液病辨证。津液病辨证主要概括为津液不足和水液停聚两方面。津液病变或因化生不足则成津液不足证；或因代谢障碍，津液不能正常输布全身及排泄出体外，则成水饮停聚证。

辨证要点如下。

1. 津液不足证

口燥咽干，喜饮，皮肤干枯而无光泽，心悸，胸闷痛，眼睛干涩，头晕耳鸣，小便短少，大便干结，舌红少津，脉细数。

2. 水饮停聚证

心悸不宁，气短喘促，不能平卧，胸闷隐痛，下肢浮肿，舌质紫，苔白滑，脉弦。

心血管病举例：津液不足证临床常见于冠心病合并糖尿病、病毒性心肌炎恢复期、心肌梗死等疾病；而水饮停聚证常见于心力衰竭、肺水肿等病。

第二章 心血管疾病

第一节 冠心病心绞痛

冠状动脉粥样硬化性心脏病，简称冠状动脉性心脏病或冠心病，指由于冠状动脉粥样硬化致管腔狭窄或阻塞，引起冠状动脉血流和心肌需求之间的不平衡，导致心肌缺血缺氧性损害的心脏病。

心绞痛是冠状动脉供血不足，引起急剧的、暂时性心肌缺血缺氧而出现的发作性胸痛为主要特征的临床综合征。

本病多见于 40 岁以上男性与绝经期后的女性。发病的危险因素主要为血脂异常、糖尿病和高胰岛素血症、肥胖、血同型半胱氨酸增高、高血压、吸烟、遗传，以及感染肺炎衣原体、巨细胞病毒和单纯疱疹病毒等。动脉粥样硬化的机制，认为是脂质浸润、血栓形成、内皮损伤反应及炎症反应等病理变化所致。

根据其临床特点，1979 年 WHO 将本病分为五型：无症状性心肌缺血、心绞痛、心肌梗死、缺血性心肌病、猝死。

一、诊断要点

（一）症状

心绞痛是患者的自觉症状，典型心绞痛有以下五方面特点。

（1）部位：疼痛或不适感常位于胸骨后上段或中段，也有在心前区或上腹区，常放射全左肩背、左臂内侧达无名指和小指，或至颈、咽或下颌部。范围为手掌大小。

（2）性质：为钝痛，多为压榨、憋闷、紧缩等不适感。重者发作时常伴出汗、焦虑、濒死感。

（3）持续时间：一般持续 3～5 分钟，重度发作可达 10～15 分钟；>30 分钟者极少见，应注意与心肌梗死鉴别。

（4）诱因：劳力性心绞痛常为体力活动引起，情绪激动、寒冷、饱餐、排便、吸烟等皆可诱发；卧位心绞痛常在平卧后 1～3 小时内，严重者可于平卧数十分钟后发生；自发性心绞痛发作常无明显诱因，可在大量吸烟后发作；变异性心绞痛常在夜间或清晨定时发作。

（5）缓解方式：体力活动时发生的心绞痛在立刻停止活动数分钟后即可缓解；舌下含硝酸甘油 1～3 分钟后，疼痛即缓解，一般不超过 5 分钟；卧位心绞痛需立即坐起或站立后逐渐缓解。

（二）体征

一般无阳性体征。部分患者心绞痛发作时可出现血压升高，心率增快；心尖部可听到收缩期前（房性）奔马律，是病理性第 4 心音（S_4）；因缺血乳头肌功能失调，心尖部可听到第 1 心音（S_1）亢进，二尖瓣关闭不全引起的收缩期杂音，并且杂音随缺血的改善而消退；少数患者在主动脉瓣听诊区可听到主动脉瓣关闭延迟所致的第 2 心音（S_2）逆分裂音。

（三）实验室辅助检查

1．心电图检查

（1）静息心电图：心绞痛不发作时，静息心电图检查，正常者占3/4，少部分患者可见缺血性ST-T改变；心绞痛发作时，80％以上病例静息心电图可见缺血部位相应导联ST-T的缺血性改变，如S-T段的水平或下斜行下移≥0.075mV，或S-T段抬高提示变异性心绞痛或急性心肌梗死早期。部分患者心绞痛发作时仅表现T波倒置，少数患者表现为原有的T波倒置变为直立（伪改善）。部分患者心绞痛发作时可出现心律失常，如室上性心动过速、心动过缓、房颤、期前收缩等。少数患者心绞痛发作时的心电图完全正常，故不能以胸痛发作时心电图正常而排除心绞痛的诊断。

（2）心电图负荷试验：当心绞痛发作时，静息心电图完全正常，可采用心电图负荷试验检查，常用次极量运动试验，如活动平板心电图检查，以S-T段水平型或下垂型下移≥0.1mV，持续2分钟作为阳性标准。

（3）动态心电图（Holter监测）：全天24小时监测，观察日常活动中心肌缺血发作的频率、持续时间及心搏节律的变化，有无心律失常的改变。如动态心电图记录的缺血性ST-T改变总是在胸痛发作时出现，具有重要的诊断价值。

2．超声心动图检查

心绞痛的超声心动图及其负荷试验检查主要能够提示左心室壁节段性的收缩运动减弱、不运动或反向运动及左心室顺应性低下；其次，用于鉴别与冠心病心绞痛相似的一些疾病，如肥厚型心肌病、主动脉瓣疾患等。

3．放射性核素检查

（1）运动放射性核素心肌灌注显像：心肌显像剂使用 ^{201}TI 或 ^{99m}Tc-MIBI 标志的化合物，心肌摄取这些核素的浓度与冠状动脉的血流量成正比。在运动负荷下诱发心肌缺血时，立即静脉注射上述核素，缺血的心肌节段摄取核素明显减少，此时进行心肌显像（即刻显像），该节段心肌呈放射性减淡或缺损。运动停止后心肌缺血逐渐改善，心肌细胞不断将核素洗脱出去，核素经冠脉血流重新分布，此时显像（延迟显像）不再有放射性缺损（称再分布现象），根据放射性核素减淡区域的部位，即可诊断某支冠状动脉狭窄致心肌缺血；如果冠脉阻塞，延迟后心肌缺血仍无改善，心肌显像仍有某节段区域心肌放射缺损，无再分布现象，呈不可逆性缺损图像，示为心肌梗死。借此诊断冠心病，鉴别心绞痛与心肌梗死。

（2）放射性核素心血池显像：放射性核素心血池显像用于心脏功能检查，其依据是示踪剂在心腔内的浓度与时间的变化不受心脏几何形状的影响，结果比较准确。可测定心室收缩功能、评价室壁运动、测定舒张功能、准确测定左心室容积、射血分数及每搏量等。对于判别冠心病，特别是心肌梗死患者的预后有重要价值。

4．冠状动脉造影检查

冠状动脉造影检查是应用动脉插管技术将特制的导管送至冠状动脉口，通过导管向冠脉内注射造影剂，同时摄取X光电影，以观察冠状动脉的形态、狭窄部位、狭窄程度及病变范围，是诊断冠心病的"金指标"。此外，该检查可排除不典型胸痛、不明原因心脏扩大、心律失常、心力衰竭等疾病，有利于治疗方案的选择和预后的判断。

5．生化及血流变检查

（1）心脏标志物检测：随着心脏病学和临床化学的快速发展，心肌酶谱的特异性不高，新的指南已不再提用酶谱。心脏标志物学已成为一门独立的新兴学科应用于心脏病学的临床诊断中，现简介于后，供临床诊断参考：①肌酸激酶同工酶（CK-MB）：是心肌缺血损伤和坏死的早期标志物。CK-MB 单克隆抗体质量检测方法，在胸痛发生的 0～3 小时内连续检测，能够早期诊断或排除急性心肌梗死（AMI）和急性冠状动脉综合征（ACS），为判断 AMI 溶栓后血管是否再通提供依据。②肌红蛋白（Mb）：是心肌缺血损伤和坏死的早期标志物，在胸痛发生后 1～2 小时，血清 Mb 即异常升高，敏感性高，心脏特异性差，与心电图同时应用，对 AMI 和 ACS 有早期诊断价值；同时也是判断溶栓治疗成功的最佳标志物。③心肌肌钙蛋白 I（cTnI）、心肌肌钙蛋白 T（cTnT）：是理想的心肌缺血缺氧细胞损伤、坏死的敏感和高度特异的标志物。当心肌损伤 4～6 小时测值达高峰，持续升高可达 4～7 天。可在心肌损伤早期和后期检测血清 cTn，以明确诊断和判断心肌损伤程度；亦是确诊急性心肌梗死（AMI）的金标准。④C-反应蛋白（CRP）：是血管炎症标志物。大量研究表明 CRP 的增高是冠心病的独立危险因素。CRP 水平与 ACS 近期和远期预后相关，其水平增高是预测 ACS 心血管不良事件的良好指标。CRP＞3mg/L 时，强烈预示不良心脏病事件。

（2）血脂及脂蛋白检查：①血脂测定：胆固醇（TC）和甘油三酯（TG）。②血清脂蛋白测定：高密度脂蛋白胆固醇（HDL-c）、低密度脂蛋白胆固醇（LDL-c）、极低密度脂蛋白胆固醇（VLDL-c）。③载脂蛋白测定：载脂蛋白 AI（ApoAI）、载脂蛋白 B（ApoB）。

胆固醇、甘油三酯、低密度脂蛋白胆固醇及极低密度脂蛋白胆固醇的测值增高；高密度脂蛋白胆固醇的测值降低；载脂蛋白 AI 降低；载脂蛋白 B 升高等对预测冠心病发病的风险度有很大的意义。

（3）血流变检查：血浆黏度、全血黏度、血小板黏附率、血小板聚集率、红细胞刚性指数等各项测值增高，使血管内血流速度缓慢，为诱发血栓形成，预示急性冠状动脉综合征发病的高度危险。凝血酶原时间（PT）缩短、血栓素 B_2（TXB_2）增高均预示血液高凝状态，血栓形成的危险性极高。

综合患者的心绞痛症状和体征特点，结合实验室辅助检查提示的心肌缺血缺氧的阳性指标，并除外其他原因引起的心绞痛，如非粥样硬化性冠状动脉病及非冠状动脉心脏病后，冠心病心绞痛的诊断即可成立。

（四）心绞痛分型

按照 1979 年世界卫生组织和国际心脏病学会联合会"缺血性心脏病的命名及诊断标准"，将心绞痛分为劳力性和自发性两大类，并提到有两者混合发生者。

1．劳力性心绞痛

劳力性心绞痛是由运动或其他心肌需氧量增加所诱发的心绞痛。

（1）初发劳力性心绞痛：指以前从未发生过心绞痛或心肌梗死，在 1 个月内新发生的劳力性心绞痛。

（2）稳定劳力性心绞痛：指心绞痛病程在 1 个月以上，发作的诱因、疼痛程度、发作次数、硝酸甘油用量稳定不变。

（3）恶化劳力性心绞痛：原为稳定劳力性心绞痛，近 1 个月内疼痛加重，活动耐力显著降低，发作次数增加，程度加重，持续时间延长，含硝酸甘油量增多，但可排除心肌梗死。

（4）卧位型心绞痛：指平卧休息或熟睡中发生的心绞痛，多发生在半夜（平卧位后 1～3 小时内），偶尔发生在午睡，其发作时间较长，症状也较重，含硝酸甘油的疗效不明显，发作时需立即坐起，或站立尚能缓解。本病系由于多支冠状动脉严重硬化性狭窄，冠脉循环贮备力明显降低，平卧时由于回心血量增加，导致心肌耗氧量增加而致，属于劳力性心绞痛范畴，多见于重度劳力性心绞痛患者。

2．自发型心绞痛

本型与劳力性心绞痛相比，疼痛持续时间一般较长，程度较重，且不易为硝酸甘油所缓解。

（1）变异型心绞痛：本型心绞痛是由于冠状动脉痉挛所致，多发生在冠状动脉狭窄的基础上，发作时心电图显示有关导联的 S-T 段暂时性抬高，常并发各种类型心律失常。其临床特点表现为发作呈周期性且有定时发作的倾向，多固定于凌晨或午休时发作，可从睡眠中痛醒，疼痛持续时间短则几秒，长可达 20～30 分钟，程度较重。可于半年内发生心肌梗死。

（2）中间综合征：亦称冠状动脉功能不全，其心绞痛常发生在休息或睡眠中，疼痛时间长达 30 分钟到 1 小时以上，但心电图、放射性核素和血清酶学检查无心肌坏死的表现。疼痛性质介于心绞痛与心肌梗死之间，常是心肌梗死的前奏。

（3）梗死后心绞痛：指在急性心肌梗死后不久或数周后发生的心绞痛。本型心绞痛的发生是由于心肌梗死相关动脉再通后的残余段严重狭窄，致心肌梗死区尚存活的心肌严重缺血缺氧而出现的病理生理反应。对急性心肌梗死患者的近期预后有不良影响，易发生梗死延展。

3．混合型心绞痛

劳力性心绞痛合并自发型心绞痛，或合并变异型心绞痛，或伴冠状动脉收缩时，称为混合型心绞痛。它是冠状动脉不同程度的机械性或动力性狭窄共同作用的结果。心绞痛可单独由心肌耗氧量增加引起，也可单独由心肌供血的突然减少引起，或同时兼有两种因素参与引起。

（五）心绞痛分级

根据诱发心绞痛的体力活动量分级如下。

1．劳力性心绞痛分级

Ⅰ级：日常活动时无症状。较日常活动重的体力活动，如平地小跑步、快速或持重物上三楼、上陡坡等即引起心绞痛。

Ⅱ级：日常活动稍受限制。一般体力活动如常速步行 1.5～2km、上三楼、上坡等即引起心绞痛。

Ⅲ级：日常活动明显受限。较日常活动轻的体力活动，如常速步行 0.5～1km、上二楼、上小坡等即引起心绞痛。

Ⅳ级：轻微体力活动（如在室内缓行）即引起心绞痛。

2．不稳定型心绞痛分级

Ⅰ级：初发的、严重或加剧性心绞痛。发生在就诊前 2 个月内，无静息时疼痛。每日发作 3 次或 3 次以上，或稳定型心绞痛患者心绞痛发作更频繁或更严重，持续时间更长，或诱发体力活动的阈值降低。

Ⅱ级：静息型亚急性心绞痛。在就诊前 1 个月内发生过 1 次，或多次静息型心绞痛，但近 48 小时内无发作。

Ⅲ级：静息型急性心绞痛。在 48 小时内有 1 次或多次静息型心绞痛发作。

（六）心绞痛分度

（1）稳定型劳力性心绞痛：①轻度：Ⅰ、Ⅱ级。②中度：Ⅲ级。③重度：Ⅳ级。

（2）不稳定型心绞痛：①轻度：每周有 2～3 次，或每日有 1～3 次较典型的心绞痛发作，每次持续 1～5 分钟，疼痛较轻。②中度：每日有 4 次以上较典型心绞痛发作，每次持续 6～10 分钟，疼痛较重。③重度：每日有 10 次左右典型心绞痛发作，每次持续 10 分钟以上，疼痛影响日常生活（如穿衣、大便）。

二、鉴别诊断

（1）急性心肌梗死：本病疼痛部位与心绞痛相似，但疼痛程度较心绞痛剧烈，持续时间长，一般在 30 分钟以上，甚至长达数小时，含用硝酸甘油多不能缓解。常伴有心律失常、心力衰竭，甚或休克，多有急性心肌梗死的心电图改变，血生化检测可有 CK-MB 及 cTnI、cTnT 等心肌损伤、坏死标志物。

（2）心肌桥：冠状动脉通常行走于心外膜下的结缔组织中，若一段冠状动脉行走于心肌内，这束心肌纤维被称为心肌桥，这段冠状动脉被称为壁冠状动脉。由于壁冠状动脉在每一个心动周期的收缩期中被挤压，从而产生远端心肌缺血，临床上可表现出类似心绞痛的胸痛，甚至心肌梗死或猝死。做冠状动脉造影可以鉴别诊断。

（3）心脏神经官能症：多见于中年女性，主诉左前胸针刺样、触电样锐痛，呈点状或线状分布，持续时间短则数秒，长则数小时以上，疼痛与劳累无关，舌下含硝酸甘油无效，反复间断发作，叹气后感觉舒适，常伴多梦、失眠。诊断中注意与心绞痛临床特征比较，不难鉴别。

（4）其他疾病引起的心绞痛：包括严重的主动脉瓣病变、风湿热或其他原因引起的冠状动脉炎、梅毒性主动脉炎引起的冠状动脉口狭窄或闭塞、肥厚性心肌病心肌相对缺血、先天性冠状动脉畸形等引起的心绞痛，要根据其他疾病的临床表现特点及实验室辅助检查的资料进行综合分析鉴别。

（5）食管疾病：反流性食管炎、弥漫性食管痉挛、食管裂孔疝常发生胸痛，位于胸骨后，呈烧灼样，或紧缩感，或锐痛，放射至背部、上肢及下颌，持续数分钟或数小时，胸痛与心绞痛相似。但常于饭后、平卧时发生，进食酸性食物加重，含硝酸甘油缓解。食管镜、食管造影可以明确诊断。

（6）颈胸疾病：颈椎、胸椎退行性病变、颈肋综合征所致疼痛与心绞痛类似，可累及左侧前胸和左上肢，常由于颈、胸、上肢活动而诱发，舌下含硝酸甘油无效。颈椎、胸椎 X 线摄影可以鉴别。

三、中医证候学特征

冠心病心绞痛属中医胸痹心痛范畴，病机性质属本虚标实，病位在心，涉及肺、脾、肝肾四脏。因患者体质的差异，证候演变的不同，病程长短不一，临床表现十分复杂。但是，分析证候时只要紧扣病机，仍然可以找出证候规律性的特征。

1. 主症特征

胸痛、胸闷呈阵发性发作，疼痛性状呈压榨样钝痛，胸闷性状呈室塞憋闷，持续时间短则3～5分钟，一般≤15分钟。这是诊断冠心病心绞痛的症状依据。

2. 次症特征

（1）标实表现：疼痛程度剧烈，分三种特征：①血瘀特征：痛处固定，入夜更甚；舌质紫黯或有淤斑，舌下脉络青紫迂曲，脉弦涩或结代。②痰浊壅塞特征：肥胖痰多，纳呆恶心，咳唾痰浊清稀，舌质淡紫，苔浊腻，脉弦滑者属寒饮痰浊特征；脘痞纳呆，气短喘促，咳痰黄稠，大便秘结，舌质红黯，苔黄厚腻，脉滑数者属痰火结滞特征。③寒凝特征：胸痛感寒易发或加剧，形寒肢冷，面色苍白，舌质淡紫，苔白润，脉沉紧。

（2）本虚表现：疼痛程度较轻，隐痛时作时止，分为四种特征：①心阳不振的特征：神怯畏寒，手足清冷，舌质淡红，苔白润，脉沉细或缓。兼脾虚失运者，纳呆食少，大便溏稀；兼肾阳不足，温摄失调者，腰膝凉软，夜尿频数。②气阴两虚的特征：倦怠乏力，心悸气短，口干潮热，心烦失眠，舌黯红苔薄白少津，脉象细弱或濡促。兼肺阴损伤、痰瘀内停者夜间咳喘，胸闷憋气；兼脾气虚弱，胃阴损伤者脘闷纳呆，食少恶心。③心肾阴虚的特征：心悸盗汗，心烦不寐，腰膝酸软，舌红黯少苔，脉沉细数。④心肾阳虚的特征：心悸自汗，气短喘促，畏寒肢冷，舌质淡紫黯，苔白滑，脉微或结代。

次症的七种特征，是心绞痛证候分类的依据。

四、据证析因，推断病机

本病临床主症为胸骨后、心前区压榨样疼痛，胸部憋闷。要辨析病因需在临床症状群中找出具有表述主症病性（寒、热、虚、实）特征的次症或兼症，结合舌象、脉象分析推求。主症伴见神怯畏寒，手足清冷，舌质淡红苔白润，脉濡缓，多为心阳不振；主症伴见心悸气短，倦怠乏力，口干潮热，心烦失眠，舌黯红苔薄白少津，脉细弱或濡促，多为心气阴两虚；主症伴见心悸盗汗，心烦不寐，腰膝酸软，舌黯红少苔，脉沉细数者，多为心肾阴虚；主症伴见心悸自汗，气短喘促，畏寒肢冷，舌淡紫黯，苔白滑，脉微或结代者，多为心肾阳虚；主症伴见痛处固定，入夜更甚，舌质紫黯或有淤斑，舌下脉络青紫迂曲，脉弦涩或结代者，多为血瘀痹阻心脉；主症伴见肥胖痰多，咳唾稀痰，舌淡紫苔白腻，脉弦滑者，多为寒痰壅塞；主症伴见脘痞喘促，咳痰黄稠，大便秘结，舌质黯红苔黄厚腻，脉滑数者，多为痰火结滞；主症伴见胸痛遇寒加剧，形寒肢冷，舌质淡紫苔白润，脉沉紧者，多为寒凝心脉。

综上所述，本病病位在心，其发病与肺、脾、肝、肾密切相关。多因年迈肾虚，或因七情所伤，或为寒邪内侵，或为饮食失节而发病。病机属本虚标实，本虚为心、肺、脾、肝、肾亏虚，气血阴阳虚损；标实为气滞、血瘀、痰阻、寒凝交互为患。心失荣养则痛，心脉不通则痛。证候多见虚中夹实，实中兼虚，虚实夹杂，寒热错杂。

五、辨证论治

（一）辨证要点

（1）辨主症特征：胸部憋闷疼痛，轻者胸闷如室，重者痛势剧烈，牵引左侧肩背、前臂内侧直至左手无名指、小指，汗出，唇舌发绀。

（2）辨标本虚实缓急：本病属本虚标实，标实为寒凝、气滞、血瘀、痰阻，痹遏胸阳，阻滞心脉；本虚为心、肺、脾、肝、肾亏虚，心脉失养。发病时以标实为急，本虚为缓；缓解期以本虚为主，标实为次。

（3）辨虚实夹杂：本病属本虚标实，证候表现多为虚中夹实，实中兼虚，必须分清正虚与邪实孰轻孰重。

（二）治疗原则

本病的治疗应急则治标，缓则治本，发作时以治标为急，治标宜祛邪通脉为主，常用辛温通阳、活血化瘀、泄浊豁痰以取通脉止痛之效。缓解期以治本为主，治本宜扶正补虚，常用甘温益气、甘寒滋阴、温补肾阳以取培补化源，生化气血，煦濡心脉。本病虚中夹实，实中蕴虚，治宜权衡补通之度。通不伤正，通中寓补；补不碍邪，补中寓通可为适度。

（三）分类论治

1. 发作时的治疗

冠心病心绞痛急性发作，是因心肌急性短暂缺血缺氧而致。中医认为这类患者多为年老肾虚，五脏阳气之生发、阴精之化生机能显著衰减，心脉受阳气温煦、阴血濡养之力显著减弱，致使心血营运无力，其抗御寒邪、防止七情伤害的能力降低。所以，每遇寒冷，或七情伤害时，心脉易发生寒凝血瘀或气滞血瘀而疼痛。心痛急性发作时，宜急则治标，急用辛温散寒、活血化瘀、通阳豁痰、行气散滞等治法及时疏通心脉，改善心血营运灌注，以缓解疼痛，防止变生危症。

（1）寒凝血瘀证。

主症：胸部紧缩性压榨样剧痛，胸闷憋胀。

兼次症：胸痛遇寒易发或加剧，形寒肢冷，面色苍白，心悸，气短。

舌象：舌淡紫，苔白润。

脉象：沉紧。

病机概要：寒凝血瘀，心脉痹阻。

治法：芳香开痹，温通散寒。

方药：苏合香丸等。作为急救，每服 1 丸，温开水送服，疼痛缓解即停服用。因辛香耗气，不能久服，孕妇忌用。本方出自《太平惠民和剂局方》，由苏合香、安息香、麝香、檀香、丁香、乳香、冰片等药组成。具有芳香温通，理气定痛之功效。同类药有冠心苏合丸、宽胸气雾剂等皆可选用。

（2）气滞血瘀证。

主症：胸部憋闷剧痛，因郁怒而发。

兼次症：喘息胁胀，善太息。

舌象：舌紫黯，苔白。

脉象：弦涩。

病机概要：气滞血瘀，心脉痹阻。

治法：辛散开结，行气活血。

方药：速效救心丸，发作时一次用 6 粒，舌下含服。本方出自《中医心病诊断疗效标准与用药规范》，主要成分为川芎、冰片等。具有行气活血，散结开痹镇痛作用。多用于心绞痛发作时的抢救。同类药有麝香保心丸、益心丸等可以选用。

2．缓解期的治疗

缓解期以治本为主，因其病机为"本虚标实"，故治本即应补虚为主。因其证候虚实夹杂，故应补通兼施，扶正固本，祛邪通脉。

（1）心血瘀痹证。

主症：胸部压榨样剧痛，憋闷如窒。

兼次症：痛处固定，入夜更甚，牵引肩背，心悸气短。

舌象：舌紫黯或有瘀斑，舌下脉络青紫迂曲，苔白。

脉象：弦涩或结代。

病机概要：血瘀气滞，心脉痹阻。

治法：活血化瘀，通脉止痛。

方药：血府逐瘀汤加减。本方出自《医林改错》。方中用当归、赤芍、川芎、桃仁、红花等活血化瘀；柴胡疏肝，桔梗、枳壳开胸理气，升降气机，取气为血帅，气行则血行之意。舌尖红为心经有热者，加生地、丹皮凉血化瘀；舌尖色淡为心经有寒者，加桂枝温通血脉；胸憋闷窒甚者，加檀香、降香行气散滞；痛甚者，酌加炙乳香、延胡索、三七祛瘀止痛。

（2）痰浊壅塞证。

主症：胸部憋闷钝痛，胸闷如窒。

兼次症：肥胖痰多，纳呆恶心，咳唾痰浊，痰多清稀；或脘痞纳呆，气短喘促，咳痰黄稠，大便秘结。

舌象：舌淡紫，苔浊腻；或舌质黯红，苔黄厚腻。

脉象：弦滑或滑数。

病机概要：痰浊壅塞，心脉阻滞。

治法：豁痰开结，泄浊通脉。

方药：瓜蒌薤白半夏汤加味。本方出自《金匮要略》。方中用瓜蒌开胸中痰结，半夏祛痰降逆；薤白辛通散结，豁痰下气。寒痰清稀者，加干姜、白豆蔻、桂枝、茯苓温阳化饮，泄浊通脉；热痰黄稠，大便秘结者，加黄连、天竺黄、大黄、厚朴清热涤痰，豁痰下气；两种证型均可加川芎、赤芍、三七，以增强化瘀通脉之效。

（3）寒凝心脉证。

主症：胸部紧缩样压榨性剧痛，胸闷憋胀。

兼次症：胸痛受寒易发或加剧，形寒肢冷，面色苍白，心悸气短。

舌象：舌淡紫，苔白润。

脉象：沉紧。

病机概要：阴寒凝滞，心脉痹阻。

治法：辛温散寒，开痹通阳。

方药：瓜蒌薤白白酒汤合当归四逆汤加减。两方分别出自《金匮要略》和《伤寒论》。方中用桂枝、北细辛、生姜辛温散寒，散结止痛；桂枝伍赤芍、当归温经活血，通脉止痛；通草、甘草通经利节；瓜蒌、薤白、白酒宣痹通阳，开结止痛。两方合用治疗寒凝心脉而致心绞痛疗效确切。若阳虚寒甚，痛剧脉微细者，加制附片、蜀椒；夹瘀痛剧者加桃仁、红花、炙乳香、三七。

（4）心阳不振证。

主症：心痛时作，胸部满闷。

兼次症：神怯畏寒，手足清冷，心悸怔忡；或纳呆食少，大便溏稀；或腰膝凉软，夜尿频数。

舌象：舌淡红，苔白润。

脉象：沉细或缓。

病机概要：心气不足，心阳不振，心脉血运滞缓，气血阻滞不畅。

治法：温补心阳，活血通脉。

方药：保元汤合丹参饮加减。两方分别出自《博爱心鉴》和《医宗金鉴》。方中用人参、黄芪、炙甘草补益心气，肉桂温补心肾元阳，合用振奋心阳；檀香辛温芳香，调理胸气，散滞宣痹；丹参、川芎、三七活血通脉。全方具有温补心阳，通脉宣痹的功效。若兼脾阳虚，纳呆食少，大便溏稀者，加炒白术、干姜等；若兼肾阳不足，腰膝凉软，夜尿频数者，加制附片、巴戟天、仙灵脾、山茱萸等。

（5）气阴两虚证。

主症：胸膺隐痛阵作，胸闷憋胀。

兼次症：心悸气短，倦怠乏力，口干潮热，心烦失眠；或夜间咳喘，胸闷憋气；或脘闷纳呆，食少恶心。

舌象：舌黯红，苔薄白少津。

脉象：细弱或濡促。

病机概要：气阴两虚，心失煦濡，失荣则痛。

治法：益气养阴，活血通脉。

方药：复脉汤合当归补血汤加减。两方分别出自《伤寒论》和《内外伤辨惑论》。方中用人参、黄芪、炙甘草补益心脾之气；生地、麦冬、阿胶养阴补血；当归、川芎养血活血以通脉；桂枝辛甘温通，既可助阳化气，又可强心通脉。本方甘温补气与甘寒补阴并施，补气以生血，补血以养气，不燥不腻，气阴双复。补与通并用，补而不滞腻，通而不伤正，正复而脉通，心痛自除。若兼肺阴损伤，痰瘀内阻，胸闷憋气，夜间咳喘者，加炒葶苈子、川芎、桔梗、枳壳祛痰化瘀，调肃肺气而治之。若兼脾气虚弱，胃阴损伤，脘闷纳呆，食少恶心者，原方去生地、阿胶、桂枝滋腻甘温之品；加瓜蒌、半夏、川黄连、生姜辛开苦降之药，健脾益胃，消痞和中以治之。

（6）心肾阴虚证。

主症：胸痛阵作，胸闷憋胀。

兼次症：心悸盗汗，心烦不寐，腰膝酸软。

舌象：舌质黯红，少苔。

脉象：沉细数。

病机概要：心肾阴虚，心失濡养，不荣则痛。

治法：滋补心肾，疏通心脉。

方药：左归饮合四物汤加减。两方分别出自《景岳全书》和《太平惠民和剂局方》。方中用熟地、山茱萸、枸杞子滋阴补肾；当归、白芍补养心血；山药、茯苓、炙甘草健脾以助生化之源；川芎活血通脉。两方合用有滋补心肾，疏通心脉之功效。血虚者营运滞缓，必兼瘀阻，故再加入檀香、桃仁、三七以增强宽胸理气，化瘀镇痛之功。心悸、盗汗、心烦不寐者加麦冬、五味子、远志、炒枣仁、柏子仁养心安神；腰膝酸软、面部烘热者，加龟板、鳖甲、杜仲、牛膝滋肾强腰。

（7）心肾阳虚证。

主症：胸痛阵作，胸闷憋胀。

兼次症：畏寒肢冷，心悸自汗，气短喘促，唇甲淡紫。

舌象：舌淡紫黯，苔白滑。

脉象：微或结代。

病机概要：心肾阳虚，心失温煦，心血不畅。

治法：温补心肾，活血通脉。

方药：参附汤合右归饮加减。两方分别出自《正体类要》和《景岳全书》。方中人参大补元气；附子、肉桂温补心肾阳气；熟地、山茱萸、枸杞子滋补肾精；益气温阳与滋肾填精并用，取其"善补阳者必于阴中求阳"之意，温阳而不燥，滋阴而不腻，阴阳互根，相依互长。心阳虚则胸气不展，心脉瘀阻，故宜加入檀香、薤白理气开痹；川芎、红花、三七活血通脉。元阳得复，心脉得通，胸痛胸闷主症自愈。若心悸、自汗者，加黄芪、柏子仁、煅龙牡益气固表，安镇心神；气短、喘促者，加炒葶苈子、姜半夏、沉香肃肺祛痰，降气平喘。

六、其他治疗

（一）中成药

1. 气雾剂

（1）宽胸气雾剂：由檀香、北细辛、荜茇、高良姜、冰片等组成，具有理气止痛之功，适用于心痛发作时急救用药。每次舌下喷雾1～2次。

（2）寒性心痛气雾剂：由肉桂、香附等组成，具有温经散寒、理气止痛之功，用于心痛发作、舌质淡紫、苔白润、脉弦紧者。每次舌下喷雾1～2次。

（3）热性心痛气雾剂：由粉丹皮、川芎等组成，具有清热凉血、活血止痛之功，用于心痛发作，舌质红紫苔黄者。每次舌下喷雾1～2次。

2. 丸片剂

（1）麝香保心丸：由麝香、蟾酥、人参等组成，具有芳香温通、益气强心之功，适用于心气不足，寒凝心脉的心痛。发作时即服1～2粒；或每次2粒，每日3次，温开水送服。

（2）冠心苏合胶囊：由苏合香、冰片、制乳香、檀香等组成，具有理气、宽胸、止痛之功，用于气滞寒凝的心痛。口服每次1丸，每日3次。

（3）芎芍胶囊：由川芎、赤芍有效成分组成，具有行气化瘀、通脉止痛之功，用于气滞血瘀的心痛。口服每次2粒，每日3次。

（4）苏冰滴丸：由苏合香、冰片等组成，具有芳香开痹、理气止痛之功，用于气滞寒凝的心痛。舌下含服，每次2～4粒。

（5）速效救心丸：由川芎、冰片等组成，具有行气活血、祛瘀止痛之功，用于气滞血瘀的心痛。舌下含服，每次4～6粒。

3．注射剂

（1）复方丹参注射液：由丹参、降香有效成分提取物组成，具有行气活血、通脉止痛之功，用于气滞血瘀的心痛。肌注：每次2mL（每2mL，含生药3g），每日1次，2周1疗程；或静滴：每次20mL用5％葡萄糖注射液250mL稀释后静脉缓慢滴注，每日1次，2周1疗程。

（2）川芎嗪注射液：主要成分为磷酸盐或盐酸盐，具有活血行气、通脉止痛之功，用于心血瘀阻的心痛。肌注：每次磷酸川芎嗪50～100mg，每日1～2次，2周1疗程；静滴：每次磷酸川芎嗪100mg，加入5％葡萄糖注射液250mL稀释后缓慢静滴，每日1次，2周1疗程。

（二）针灸

1．体针

主穴：膻中、内关、心俞。

辨证配穴：气滞血瘀者，加太冲、阴郄；痰浊痹阻者，加中脘、丰隆；寒凝者，加关元、太溪（针、灸并用）；心阳不振者，加百会、气海（除百会外，针灸并用）；气阴两虚者，加足三里、三阴交；心肾阴虚者，加太溪、阴郄；心肾阳虚者，加神阙、关元（隔姜灸）。

方法：每次选主穴＋配穴4～5穴，75％乙醇常规消毒后，采用传统补泻手法捻转3～5分钟，留针10～15分钟，阳虚、寒凝证者多用灸法，症状可获得缓解或解除心痛症状。症状缓解后，继续用中西医结合方法治疗。

2．穴位贴敷

主穴：心俞、膻中、虚里。

方法：75％乙醇常规消毒后，用冠心膏贴于穴位上，每隔24小时更换1次，2周1疗程，可有效地改善心痛。

3．耳针

主穴：心、神门、交感。

方法：75％乙醇常规消毒后，针刺穴位，捻转3～5分钟，留针30分钟，每日1次，10天1疗程。针刺耳郭穴位皮下，以不刺透耳郭为度。耳穴针刺治疗可缓解心痛症状。

七、转归与预后

一般讲，稳定型劳力性心绞痛患者经过正确的诊断和合理的治疗后，侧支循环能充分建立，疼痛症状逐渐缓解或消失，或长时间不发作，预后良好。不稳定型心绞痛包括初发劳力性心绞痛、恶化劳力性心绞痛、卧位型心绞痛、变异型心绞痛等发作频繁，治疗不能奏效者可发生心肌梗死，又被称之为"梗死前心绞痛"，治疗不及时者可危及生命。

八、护理与康复

（1）护理：本病的护理工作重点在于帮助病员树立战胜疾病的良好心态。在疾病的治疗过程中，保持心情愉快，避免情绪刺激；坚持良好的生活习惯，不吸烟不喝酒，参加力所能及的体育活动；保持合理的饮食习惯，多食新鲜蔬菜，以清淡素食为主，进食不宜过饱；坚持每日排便 1 次，大便通畅；遵守医嘱规定，按时接受治疗。

（2）康复：做好康复医疗是保证临床治愈的重要环节。首先，要做好心绞痛发作时的及时救治，尽快缓解心痛，终止病情的发展，防止病势恶化。其次，要做好心绞痛缓解期的综合治疗，做到辨证准确，合理用药，正确治疗，促进冠脉侧支循环的建立，尽快临床治愈，使身体完全康复。

九、预防措施

（1）控制发病因素：积极治疗高血压、高脂血症、肥胖病及糖尿病，降低冠状动脉粥样硬化性心脏病的发病率，减少冠心病心绞痛的发生。

（2）改善生活习惯：应停止吸烟，限制饮酒，有计划地参加力所能及的体育活动；保持大便通畅，养成每日排便的习惯。减少冠状动脉粥样硬化及心绞痛的发病。

（3）调整饮食结构：多食水果、新鲜蔬菜，饮食以清淡素食为主；进食不宜过饱；限制高胆固醇、高脂肪的饮食。

（4）调理精神心态：经常保持心气平和，和谐恬静，情绪稳定，避免急躁、激动、大怒，避免精神紧张。减少心绞痛的诱发因素。

第二节　冠心病心肌梗死

心肌梗死是指冠状动脉突然发生闭塞，冠脉血供急剧减少或中断，使相应的心肌严重而持久地急性缺血所致的部分心肌急性坏死。临床表现为剧烈而持久的胸痛、急性循环功能障碍、心律失常，反映心肌急性缺血、损伤和坏死的一系列特征性心电图以及血清心肌酶和心肌结构蛋白的变化。这里主要介绍于冠状动脉粥样硬化病变基础上继发血栓形成而致的心肌梗死，非冠状动脉粥样硬化的其他原因所致的心肌梗死在此不做介绍。

一、诊断要点

（一）症状

（1）先兆：2/3 患者在发病前数日有乏力、胸憋不适、活动时心悸、气促等前驱症状。其中以新发生心绞痛（初发型心绞痛）或原有心绞痛加重（恶化型心绞痛）最为突出。心绞痛发作较以前频繁，疼痛程度加剧，持续时间延长，硝酸甘油疗效差，应警惕近期内可能发生心肌梗死，积极治疗以避免心肌梗死的发生。

（2）疼痛：是最早出现的症状，常发生在安静或睡眠时。症状表现差异极大，可归纳为以下三种类型：①症状典型者，占70%，表现为胸骨后或心前区突发性压榨样憋闷性剧烈疼痛，可放射至左侧肩背、上肢前臂内侧直至无名指；多伴大汗、恐惧、濒死感；持续时间大于 30 分钟，可长达数小时或更长；休息或含硝酸甘油不能缓解。②症状不典型者，占10%，疼痛可首先表现在上腹部（尤以下壁心肌梗死多见）、颈部、下颌部。③无痛性心肌梗死，占20%，多见于老年人、糖尿病患者或服用 β-受体阻滞剂者。少数患者一开始即表现为休克或急性心力衰竭。

（3）全身症状：主要是发热，在疼痛发生后 24～48 小时内出现，体温一般在 38℃上下，持续

1周左右；多伴有心动过速、白细胞增高和红细胞沉降率增快，由坏死物质吸收所引起。

（4）胃肠道症状：有 1/3 疼痛的患者，发病早期伴有恶心、呕吐和上腹胀痛，与迷走神经受坏死心肌刺激和心排血量降低而致组织灌注不足有关。重症者可发生呃逆（以下壁心肌梗死多见）。

（5）心律失常：见于 75%～95% 的患者，多发生于发病后 1～2 周内，尤以 24 小时内最多见。各种心律失常中以室性心律失常为最多，尤其是室性期前收缩；前壁心肌梗死易发生室性心律失常；下壁（膈面）心肌梗死易发生房室传导阻滞，阻滞部位多在房室束以上处，预后较好。前壁心肌梗死发生房室传导阻滞时，往往是多个束支同时发生传导阻滞的结果，其阻滞部位在房室束以下处，且常伴有休克或心力衰竭，预后较差。

（6）低血压和休克：疼痛期血压下降多见，未必是休克。若疼痛缓解而收缩压低于 80mmHg，患者烦躁不安，面色苍白，皮肤湿冷，甚或大汗淋漓，脉细而快，尿量减少（＜20mL/h），神志迟钝，甚至晕厥者，则为休克的表现。休克多在起病后数小时至 1 周内发生，常见于大面积心肌梗死、右心室心肌梗死及出汗过多致低血容量的患者，主要是心源性，占心肌梗死患者的20%。严重的休克亦在数小时内致死，一般持续数小时至数天，可反复出现。

（7）心力衰竭：主要是急性左心力衰竭，患者多表现出呼吸困难、咳嗽、发绀、烦躁等症状，严重者可发生肺水肿。右心室心肌梗死者，可出现右心力衰竭，表现出颈静脉怒张、肝肿痛和水肿等。心力衰竭多在心肌梗死起病的最初数日内发生，或在疼痛、休克好转阶段出现。由于心肌梗死后心脏舒缩力显著减弱或不协调所致，发生率为20%～48%。

（二）体征

急性心肌梗死患者的阳性体征，取决于梗死范围大小及有无并发症存在。如梗死范围小且无并发症，体征可正常。

（1）血压：除发病最早期可出现一过性血压增高外，几乎所有患者在病程中都会有血压降低。

（2）心脏体征：①半数病例心脏有轻中度增大。前壁心肌梗死早期，可能在心尖部和胸骨左缘之间扪及收缩期膨出，是由心室壁反常运动所致。②心动过速或心动过缓；早期心肌梗死患者出现各种心律失常较多，以期前收缩最常见。③第 1 心音减弱，是心肌收缩力减弱或血压降低所致。④第 4 心音奔马律，多数病例在发病第 3、4 日出现，是左心室顺应性降低所致。少数病例可出现第 3 心音奔马律，提示左心功能不全，或可能有室壁瘤形成。⑤心包摩擦音，有 10%～20% 病例出现，提示透壁性心肌梗死。⑥心尖区收缩期杂音，提示二尖瓣乳头肌功能失调。若胸骨左缘出现粗糙响亮收缩期杂音，提示室间隔穿孔。

（三）实验室辅助检查

1. 心电图检查

急性心肌梗死的心电图诊断包括三个方面的内容：①坏死性 Q 波、损伤性 S-T 段和缺血性 T 波的特征性改变；②上述心电图特征性改变的动态演变；③通过心电图一定导联上的改变特征确定心肌梗死的部位。现扼要分述于下。

（1）基本特征

急性 Q 波性心肌梗死：冠状动脉闭塞引起心肌缺血、损伤和坏死，面向心肌梗死区的心电图导联表现出特征性的改变：①坏死性 Q 波：波形宽而深，时限≥0.04 秒，振幅不小于同导联 R 波的 1/4。②损伤性 S-T 段：S-T 段抬高≥0.1mV，呈弓背向上型。③缺血性 T 波：T 波倒置，宽而深，两肢对称。背向心肌梗死区的心电图导联表现出 R 波增高，S-T 段压低和 T 波直立并增高。

急性非 Q 波性心肌梗死：面向心肌梗死区的心电图导联上不出现病理性 Q 波，持续出现 S-T 段压低≥0.1mV，但 aVR 导联（有时还有 V$_1$ 导联）S-T 段抬高，或有对称性 T 波倒置。

（2）动态性演变

急性 Q 波性心肌梗死：①超急性期：起病数小时至 1 天，心电图多表现为 T 波高尖，两肢不对称。②急性期：数小时后，S-T 段呈弓背向上形抬高，与直立的 T 波前肢连接，形成单向曲线；T 波后肢开始倒置并逐渐加深，呈对称的箭头样；数小时至 2 天内出现坏死性 Q 波，同时 R 波减低。③亚急性期：S-T 段抬高持续数日至 2 周左右逐渐回复到等电位线，T 波对称箭头样倒置加深，以后又逐渐变浅。此期持续数周至数月。④陈旧期（或称愈合期）：坏死性 Q 波长期存在，部分病例可以变窄变浅，个别病例的病理性 Q 波可完全消失。R 波电压较梗死前略降低。S-T 段在等电位线上；T 波可恢复至正常，也可有程度不等的慢性缺血性倒置。

急性非 Q 波性心肌梗死：面向心肌梗死区的心电图导联表现出 S-T 段普遍压低≥0.1mV（除 aVR、有时 V$_1$ 导联外），或 S-T 段轻度抬高，继而显示 T 波倒置，但始终不出现 Q 波，相应导联的 R 波电压进行性降低，S-T 段和 T 波的改变常持续存在。

（3）定位和定范围：根据面向梗死区导联所显示的特征性改变，可做出心肌梗死的定位诊断。

2．一般检查

（1）白细胞计数：发病的 24～48 小时内出现白细胞计数增高，计数在 10×10^9 个/L～20×10^9 个/L，中性粒细胞多在 75%～90%，嗜酸细胞减少或消失，常与体温升高平行发展，持续 1 周左右。

（2）红细胞沉降率：血沉增快在发病的 24～48 小时内出现，持续 1～3 周，反映坏死组织被吸收的过程。

3．生化检查

（1）心脏标志物检测：①心肌肌钙蛋白 I（cTnI）、心肌肌钙蛋白 T（cTnT）是理想的心肌缺血缺氧细胞损伤、坏死的敏感和高度特异的标志物，可反映微型梗死，是确诊急性心肌梗死（AMI）的金标准。发生急性心肌梗死 3 小时后，两者均升高，持续 4～7 天。②肌红蛋白（Mb）：是心肌缺血、损伤和坏死的早期标志物，在胸痛发生后 1～2 小时，血清 Mb 即异常升高，敏感性高，但心脏特异性差，故需与 ECG 同时应用，对 AMI 有早期诊断价值。同时也是判断溶栓治疗成功的最佳标志物。

（2）肌酸激酶同工酶（CK-MB）检测：是心肌缺血、损伤和坏死的早期标志物。CK-MB 单克隆抗体质量检测方法，在胸痛发生 0～3 小时内连续检测，能够早期诊断或排除急性心肌梗死（AMI），还可为判断 AMI 溶栓后血管是否再通提供依据。

4．放射性核素检查

（1）^{99m}Tc-焦磷酸盐热点扫描：在心肌梗死发病 12 小时后，坏死心肌开始摄取核素，并持续 1 周左右，静脉注射 ^{99m}Tc-焦磷酸盐，使之聚集于坏死心肌病变区，在心肌显像图上呈现放射性浓集的"热区"扫描或照相。对非 Q 波急性心肌梗死，或原梗死区急性再梗死者，有诊断价值。

（2）^{201}TI心肌灌注冷点扫描：坏死心肌对放射性核素标记的钾失去摄取能力，静脉注射^{201}TI、^{43}K 等放射性核素，在心肌灌注图像上坏死心肌区呈现放射性稀疏或缺失的"冷区"扫描或照相。对心肌梗死诊断的敏感性及特异性较高，并可显示心肌梗死的部位和范围。

5．冠状动脉造影检查

冠状动脉造影检查，可观察冠状动脉的形态、狭窄的部位、程度或完全闭塞，是确诊冠心病的"金指标"。对不明原因的突然心律失常、心力衰竭、心源性休克、心脏扩大应选择性做冠脉造影检查，有助于明确诊断，确定或除外心肌梗死。

综上所述，急性心肌梗死的诊断主要根据严重而持续的胸痛、特征性心电图演变、血清心肌结构蛋白和酶水平的动态改变，三项中具备两项即可确诊。对中老年突然出现上腹痛、咽痛、颈部、下颌或牙痛伴胸闷气短者应观察心电图和血清肌钙蛋白和酶水平的动态改变；不明原因出现胸闷伴恶心、呕吐、出汗，短时间内突然血压降低、休克、或心力衰竭、或严重心律失常者，都应考虑到心肌梗死的可能，应及时进行心电图、血清肌钙蛋白和肌酸激酶同工酶（CK-MB）的动态观察以确定诊断。对心电图有左束支传导阻滞或预激综合征和安装起搏器者，心电图梗死图形被掩盖，对症状不典型者除观察血清酶动态改变外，可做放射性核素心肌"热点"扫描以确定诊断。

二、鉴别诊断

（1）不稳定型心绞痛：本病疼痛部位、性质与心肌梗死相同，但疼痛持续时间一般小于半小时；疼痛时舌下含化硝酸甘油可缓解；发病时不伴有发热，白细胞计数增高，红细胞沉降率增快；不出现血清肌钙蛋白和心肌酶增高。也不出现心电图 ST-T 特征性演变。临床不难鉴别。应该注意的是不稳定型心绞痛若治疗不及时，可演变为急性心肌梗死。

（2）主动脉夹层分离：本病以撕裂样剧烈胸痛起病，持续不缓解，疼痛放射部位极为广泛，包括背、肋、腹、腰和下肢，其特征是两上肢血压及脉搏可见明显差别，少数有主动脉瓣关闭不全。可有下肢暂时性瘫痪或偏瘫。胸部 X 线片示主动脉增宽，CT 或磁共振主动脉断层显像、超声心动图探测可见主动脉壁夹层内的血液以确立诊断。

（3）急性心包炎：有剧烈而持久的心前区疼痛，伴 S-T 段抬高、发热、白细胞增高，疑似急性心肌梗死。但急性心包炎患者胸痛常于深呼吸和咳嗽时加重，坐位前倾时减轻；体检可听到心包摩擦音；心电图除 aVR 导联外，各导联均见到 S-T 段弓背向下的抬高，而无心肌梗死心电图的特征性演变过程，无异常 Q 波出现。

（4）急性肺动脉栓塞：突然胸痛、呼吸困难，甚或休克，疑似急性心肌梗死；但有右心负荷急剧增加的表现，如发绀、咯血、肺动脉瓣区第 2 音亢进、三尖瓣区出现收缩期杂音、颈静脉充盈、肝大、下肢水肿。心电图电轴右偏，顺时针转位，肺性 P 波、Ⅰ 导联 S 波加深，Ⅲ 导联出现 Q 波、T 波倒置，aVR 导联出现高 R 波。肌酸激酶同工酶不增高。放射性核素肺灌注扫描、肺动脉造影有助于诊断。

（5）急腹症：急性胰腺炎、消化性溃疡穿孔、急性胆囊炎、胆石症等，患者可有上腹部疼痛及休克，与急性下壁心肌梗死疑似。但仔细询问病史和查体，心电图检查和血清肌钙蛋白、CK-MB测定有助于明确诊断。

三、中医证候学特征

心肌梗死相当于中医的"真心痛""卒心痛"范畴。疾病发展中，由于局部心脉痹闭不通，相应的局域心肌血供乏源，心脉营运脉气不能接续，临床多出现脉律紊乱；心脉不通则痛，心肌失荣亦痛，疼痛难忍，烦躁，汗多如水，伤津耗气，致阴液匮乏，心阳欲脱，或心阳衰微等危候出现。病位在心，病机性质属本虚标实，涉及肝、脾、肺、肾四脏。

1．主症特征

胸痛，部位在胸骨后或心前区，有时在上腹部或剑突处呈压榨样，憋闷性剧烈疼痛；持续时间＞30分钟至数小时或数天，休息或含硝酸甘油不能缓解，常发生于安静或睡眠时。这是诊断急性心肌梗死的症状依据。

2．次症特征

（1）标实表现：血瘀、毒热、寒凝、痰浊阻闭心脉，不通则痛的四种证候特征：①气滞血瘀特征：痛处固定，胸部憋胀，口唇爪甲青紫；舌质紫黯或有淤斑，舌下脉络青紫迂曲，脉弦涩或结代。②毒热瘀结特征：发热（体温多波动在38℃上下，最高不超过39℃，多在发病第二天出现，发热持续1周），面赤烦躁，口苦或口臭，大便秘结，小便短赤，舌质黯红苔黄腻，脉弦滑数。③痰瘀结阻特征：胸憋闷胀，窒塞如堵，口黏呕恶，脘痞纳呆，或头身困重，舌质淡紫苔白腻，脉弦滑或濡。④寒凝瘀痹特征：形寒肢冷，面白唇青，遇寒易发，舌质淡紫苔白润，脉沉紧。

（2）本虚表现：临床多见四种证候特征：①阴阳虚损，脉律紊乱特征：心悸易惊，口干咽燥，烦热盗汗，胸闷气短，神疲不寐，乏力多汗，恶风畏寒，舌质淡尖红苔薄白少津，脉细促或结代。②心阳衰微，水饮凌心特征：气短喘促，乏力畏寒，腹胀尿少，下肢浮肿，面色苍白，唇甲青紫，舌质淡紫苔白，脉细涩或微。③阴液匮乏，心阳欲脱特征：神昏萎靡，面色苍白，大汗淋漓，烦躁不安，手足逆冷，唇甲青紫，舌质淡紫苔白少津，脉微欲绝。④气阴两虚特征：气短，乏力，自汗，盗汗，口燥咽干，舌红少苔，脉细数无力。

次症的八种特征，是心肌梗死证候分类的依据。

四、据证析因，推断病机

心肌梗死相当于中医的真心痛范畴，临床主症为胸骨后或心前区，有时在上腹部或剑突处呈压榨样、憋闷性剧烈疼痛。要辨析病因需找出临床症状群中能够表述主症病性（虚、实、寒、热）特征的次症或兼症，结合舌象、脉象分析推求。主症伴见痛处固定，胸部憋胀，口唇爪甲青紫，舌质紫黯，脉弦涩或结代特征者，多为气滞血瘀；主症伴见发热，面赤烦躁，口苦或口臭，大便秘结，小便短赤，舌质黯红苔黄腻，脉弦滑数特征者，多为毒热瘀结；主症伴见胸憋闷胀，窒塞如堵，口黏呕恶，脘痞纳呆，或头身困重，舌质淡紫苔白腻，脉弦滑或濡特征者，多为痰瘀结阻；主症伴见形寒肢冷，面白唇青，遇寒易发，舌质淡紫苔白润，脉沉紧特征者，多属寒凝瘀痹；主症伴见心悸易惊，口干咽燥，烦热盗汗，胸憋气短，神疲不寐，乏力多汗，恶风畏寒，舌质淡尖红苔薄白少津，脉细促或结代特征者，多属阴阳虚损，脉律紊乱；主症伴见气短喘促，乏力畏寒，腹胀尿少，下肢浮肿，面色苍白；唇甲青紫，舌质淡紫苔白，脉细涩或微特征者，多属心阳衰微，水饮凌心；主症伴见神昏萎靡，面色苍白，大汗淋漓，烦躁不安，手足逆冷，唇甲青紫，舌质淡紫苔白少津，脉微欲绝特征者，多属阴液匮乏，心阳欲脱；主症伴见气短，乏力，盗汗，口燥咽干，舌红少苔，脉细数无力特征者，多属气阴两虚。

本病多发生于中老年人群，中年之人工作压力大，操劳过度，易伤情志，肝气郁滞；饮食失调，过食肥甘，脾运损伤，生痰聚浊；过劳纵慾，肾精亏损。老年之人，五脏气血虚损，功能失调；易致心之气血阴阳亏虚，肝、脾、肺、肾功能失调；或因感寒，或伤情志，或过度劳作，致寒邪、痰浊、气滞、血瘀等病理产物壅闭心之脉络，邪不外泄，壅郁生毒化热，灼络腐肉，引发心肌坏死，剧烈疼痛。本病病位在心，病机属本虚标实，本虚属心肝脾肺肾五脏气血阴阳亏损，标实为痰浊、气滞、瘀血、寒凝、毒热交互为患。临床表现出部分心肌无荣则痛，部分心肌因毒热灼腐坏死而痛，其痛剧烈，持续时间较长，常达 30 分钟以上至数小时或数日为主症。疾病发展中因心之气血阴阳虚损，功能失调，常出现脉律紊乱，或心阳衰微，或心阴欲竭，或心阳欲脱的危急证候。

五、辨证论治

（一）辨证要点

（1）辨主症特征胸痛：部位在胸骨后或心前区，有时在上腹部或剑突处呈压榨样、憋闷性剧烈疼痛；持续时间较长，>30 分钟至数小时或数天，休息或含硝酸甘油不能缓解，常发生于安静或睡眠时。

（2）辨标本缓急：本病属本虚标实，寒、痰、瘀实邪壅闭局部心脉，心脉不通则痛，心失血养则痛，而心脉不通是其病理核心。胸痛剧烈难忍为急，故应急则治其标。寒痰瘀壅郁生毒化热，灼络腐肉，耗气伤血，故随病程发展，易出现并发症，如脉律紊乱，阳衰水泛皆属正虚邪实，本标俱急，应本标同治；又有心阳欲脱，本虚危急者，应急治本虚。病情稳定时，应遵照缓则治其本的原则辨证论治。

（3）辨虚实夹杂：在本病病程发展中，始终存在虚中夹实，实中蕴虚，必须注意邪正消长的动态变化，分清正虚与邪实的主次轻重。

（二）治疗原则

本病应按照"急则治其标，缓则治其本"和"间者并行，甚者独行"的原则进行治疗。

心肌梗死发病最突出的症状是胸骨后剧烈疼痛，由邪毒闭阻心脉而致，以邪实标急为特点，急则治其标，故解除心痛宜散邪通脉。心脉痹阻，蕴毒化热，灼伤心络，腐蚀心肌，耗气伤血，致使阴阳虚损，夹痰夹瘀，脉气不能接续，临床表现出脉律紊乱，属正虚邪实，本标俱急，应本标同治，治宜扶正散邪，通脉复律。耗气伤阳，心阳衰微，水饮凌心，临床表现出喘促气短、咳唾痰涎、畏寒肢冷等心力衰竭危症，亦属正虚邪实，本标俱急，应本标同治，治宜扶正散邪，温阳化饮。病势加重，阴液匮乏，心阳欲脱，属正虚甚重，本急先治本，治宜扶正固本、回阳固脱。上述四证（心痛、脉律紊乱、心阳衰微、心阳欲脱）属病情急危，应即时急救治疗。

经急救治疗，病情急危得以缓解，即应抓紧时间审视脉证，辨证论治。

（三）分类论治

1. 病情急危的急救治疗

心肌梗死急性期，因冠状动脉局部闭塞，缺血缺氧的心肌变性坏死，临床表现出剧烈疼痛，或并见心律失常，或心力衰竭，或心源性休克等急危重症，变化特快，病死率高，应采取中西医结合方法急救治疗，扬长补短，降低死亡率。

（1）急救处理常规：①监测生命体征：立即进入 CCU 病房，监测心电、血压、呼吸、体温，同时注意观察神志、出入量和末梢循环。②吸氧：发病早期用鼻导管或面罩吸氧 2～3 天，3～5L/min，并发心力衰竭、休克者应根据血氧分压适当增大吸氧量。③建立静脉通道：保持给药途径畅通。④休息和护理：患者应卧床休息 3～5 天，解除焦虑紧张，保持大便通畅。⑤饮食：在最初 2～3 天应以流质饮食为主，以后逐渐增加半流质饮食，宜少量多餐。钠盐和液体的摄入量应根据出汗量、尿量、呕吐量及心功能状况做适当调整。

（2）缓解疼痛：①舌下喷雾中药心痛气雾剂：可选择应用心痛舒喷雾剂，或复方丹参气雾剂，或寒性心痛气雾剂，每次舌下喷雾 3 次。②速效救心丸（含川芎、冰片等）：活血通脉，散邪止痛，10 粒/次，每日 3 次，舌下含服。亦可选用苏合香丸，或冠心苏合丸，或麝香保心丸等中成药。③葛根素注射液（含野葛黄酮苷）：活血解肌，增加冠脉流量，降低心肌耗氧量。静滴：每次 200～600mg，用 5％葡萄糖注射液 250mL 稀释后静滴，每日 1 次。亦可选择川芎嗪注射液，或血塞通注射液，或云南灯盏花注射液。④经前处理后，疼痛缓解不满意者，特别是持续疼痛、高血压、急性左心力衰竭者均可应用硝酸酯类药物，先给舌下含服硝酸甘油 0.3～0.6mg，继以静脉点滴，开始 5～10μg/min，每 5～10 分钟增加 5～10μg，直至平均压降低 10％，但收缩压≥90mmHg。静脉用药 24～48 小时后，继续口服硝酸异山梨酯或 5-单硝酸异山梨酯制剂。还可使用 β 受体阻滞剂，如美托洛尔，每次 5mg 静脉注射，观察 5 分钟，如果心率＜60 次/min，或收缩压＜100mmHg则停止给药，静脉注射美托洛尔总量为 15mg，后可改为口服。若使用硝酸酯类药后心痛不能迅速缓解，即可用吗啡 10mg 稀释成 10mL，每次 2～3mL 静脉注射；或用哌替啶（杜冷丁）50～100mg肌内注射，4～6 小时可重复应用。对下壁心肌梗死，可疑右心室梗死或明显低血压的患者（收缩压＜90mmHg），尤其合并明显心动过缓或心动过速时，慎用或不用硝酸酯类药，可选用哌替啶 50～100mg 肌内注射为宜。

（3）再灌注治疗：①溶栓治疗：心肌梗死发病 6 小时以内，无溶栓治疗禁忌证者，可施行溶栓治疗，严格按照施术方法和规定的药量静脉滴注，或冠状动脉内注入溶栓药物，如尿激酶或链激酶做溶栓治疗。②经皮腔内冠状动脉成形术（PTCA）和支架置入术：有条件而且符合 PTCA 适应证者，可做 PTCA 并置入支架。③外科冠状动脉旁路移植手术：对经溶栓治疗、PTCA 和支架置入术后仍不能缓解心痛者，或有高危冠状动脉病变（左冠状动脉主干病变），或有室间隔穿孔等危急合并症者，可选择冠状动脉旁路移植手术。

（4）消除心律失常：①室性心律失常：频繁的室性期前收缩或室性心动过速时，应选用利多卡因 50～100mg 静脉注射（如无效，5～10 分钟后可重复），控制后静脉滴注，1～3mg/min 维持（利多卡因 100mg 加入 5％葡萄糖注射液 100mL 中滴注，1～3mg/min）。情况稳定后改用口服美西律150～200mg，每 6～8 小时一次维持。或选用胺碘酮：静脉注射首剂 75～150mg 稀释于 20mL 生理盐水中，于 10 分钟内注入；如有效继以 1.0mg/min 维持静脉滴注 6 小时后改为 0.5mg/min，总量＜1200mg/d；静脉用药 2～3 天后改用口服胺碘酮，口服负荷量为 600～800mg/d，7 天后酌情改为维持量 100～400mg/d。室性心动过速药物治疗不满意时，尽早应用同步直流电复律。发生心室颤动时，立即进行非同步直流电除颤，用最合适的能量（一般 300J），争取一次除颤成功。对心室颤动复苏存活者，若仍有复发者可考虑安装埋藏式心脏复律除颤器（ICD），以预防猝死。②缓慢的窦性心律失常：可用阿托品 0.5～1mg，肌内或静脉注射。若治疗无效或有明显副作用时可考虑应用人工心脏起搏器。③房室传导阻滞：二度Ⅱ型或三度房室传导阻滞见 QRS 波增宽者，或出现过心室停搏，或心率<50 次/min 且伴低血压，或心力衰竭药物治疗效果差，或合并频发室性心律失常，应安装永久起搏器。④室上性快速心律失常：如窦性心动过速、频发房性期前收缩、阵发性室上性心动过速、心房扑动和心房颤动等，可选用 β 受体阻滞剂、洋地黄类、维拉帕米、胺碘酮等药物治疗，若治疗无效可考虑应用同步直流电复律器或人工心脏起搏器复律。⑤心脏停搏：立即做胸外心脏按压和人工呼吸、心腔内注射肾上腺素、异丙肾上腺素、乳酸钠和阿托品等，并施行其他心脏复苏处理。

（5）治疗急性左心力衰竭：应急用吗啡（或哌替啶）和速尿为主，静脉注射，若收缩压不低于 100mmHg 者，可选用硝酸甘油，或多巴酚丁胺静脉滴注，口服血管紧张素转换酶抑制剂（ACEI），还可加用 β 受体阻滞剂。梗死发生后 24 小时内，宜尽量避免使用洋地黄制剂；有右心室梗死的患者，应慎用利尿剂。

（6）控制心源性休克：应采用中西医结合方法救治。

中医治疗：属心阳脱证，治宜回阳救脱，用四逆注射液，或参附注射液 5～20mL 加入 25％葡萄糖注射液 40mL 稀释后缓慢静脉注射。阴竭气脱证，宜救阴益气固脱，用参麦注射液或生脉注射液 40～60mL 加入 25％葡萄糖注射液 250mL 内静滴。

西医综合救治：①补充血容量： 20％的患者由于呕吐、出汗多、发热、使用利尿剂和不进饮食等原因而有血容量不足。若血流动力学监测显示中心静脉压低，在 5～10cmH_2O 之间，肺楔嵌压在 6～12mmHg 以下，心排血量低，提示血容量不足，可静脉滴注低分子右旋糖酐或 5％～10％葡萄糖注射液，输液后如中心静脉压上升＞18cmH_2O，肺楔嵌压＞15～18mmHg，则应停止。②应用升压药：补充血容量，血压仍不升，而肺楔嵌压和心排血量正常时，提示周围血管张力不足，可选用血管收缩药多巴胺，或多巴酚丁胺，或间羟胺（阿拉明）加入 5％葡萄糖注射液 100mL 静脉滴注。③应用血管扩张剂：经上述处理，血压仍不升，而肺楔嵌压增高，心排血量低，或周围血管显示收缩，以致四肢厥冷并有发绀时，可用血管扩张药以减轻周围血管阻力和心脏的后负荷，降低左心室射血阻力，增强收缩功能，从而增加心排血量，改善休克状态。在血流动力学监测下，谨慎应用，可选用硝酸甘油（50～100μg/min 静滴）、或二硝酸异山梨酯（30～100μg/min 静滴）、硝普钠（15～400μg/min 静滴）、酚妥拉明（0.25～1mg/min 静滴）。④其他措施：纠正酸中毒、纠正电解质紊乱、避免脑缺血、保护肾功能，必要时应用糖皮质激素和洋地黄制剂。上述治疗无效时，可用主动脉内球囊反搏术（IABP）以增高舒张期动脉压而不增加左心室收缩期负荷，并有助于增加冠状动脉灌流。

2. 急危缓解后辨证治疗

（1）气滞血瘀证。

主症：胸憋剧痛，持久不解。

兼次症：痛处固定，胸闷胁胀，唇爪青紫。

舌象：舌质紫黯，或有淤斑，舌下脉络青紫迁曲，苔白。

脉象：弦涩或结代。

病机概要：气滞血瘀，心脉闭阻。

治法：行气化瘀，通脉镇痛。

方药：血府逐瘀汤加减。本方出自《医林改错》。方中用当归、赤芍、川芎、桃仁、红花活血化瘀；柴胡疏肝解郁，桔梗开胸宣痹，枳壳行气降气，意在调气宣痹，使气行则血行。本证因胸痛剧烈，方中应加三七、水蛭、檀香、薤白，以增行气散滞，通脉镇痛之功。

（2）痰瘀结阻证。

主症：胸闷剧痛，持久不解。

兼次症：胸闷憋胀，室塞如堵，口黏呕恶，脘痞纳呆，或头身困重。

舌象：舌质淡紫，苔白腻。

脉象：弦滑或濡。

病机概要：痰瘀互结，壅塞心脉。

治法：通阳豁痰，化瘀通脉。

方药：瓜蒌薤白半夏汤合丹参饮加减。两方分别出自《金匮要略》和《医宗金鉴》。方中用全瓜蒌开胸涤痰，半夏祛痰降逆，薤白通阳泄浊，下气散结；丹参活血化瘀，檀香宣理胸气，散滞止痛；应加入桂枝、茯苓、白豆蔻温阳化饮之品和川芎、赤芍、水蛭、三七化瘀通脉之药，以增豁痰化瘀，通脉镇痛之功。

（3）寒凝瘀痹证。

主症：胸剧痛有紧缩感，持久不能缓解。

兼次症：形寒肢冷，面白唇青，遇寒易发，心悸气短。

舌象：舌质淡紫，苔白润。

脉象：沉紧。

病机概要：寒凝血瘀，心脉痹阻。

治法：散寒化瘀，开痹通阳。

方药：乌头赤石脂丸加减。本方出自《金匮要略》。方中制附子、干姜、蜀椒辛热散寒，开痹镇痛；赤石脂敛阳养心。应加入人参、桂枝益心气，通心阳；北细辛散寒镇痛；檀香、薤白行气散滞；丹参、川芎、水蛭、三七化瘀通脉，合奏温心散寒，开痹通脉之功。

（4）毒热瘀结证。

主症：胸痛、发热持久不解。

兼次症：面赤烦躁，口苦口臭，大便秘结，小便短赤。

舌象：舌质黯红，苔黄腻。

脉象：弦滑数。

病机概要：痰瘀毒热，壅阻心脉。

治法：清热解毒，化瘀祛痰。

方药：四妙勇安汤合血府逐瘀汤加减。本方出自《血管外科学》和《医林改错》。方中用金银花、黄连清热解毒；玄参、赤芍凉血散结；当归、川芎、水蛭、三七活血化瘀，通脉镇痛；全瓜蒌、薤白涤痰下气，宣痹镇痛；大黄、枳壳通便泻火，行气导滞。合奏清热解毒，化瘀祛痰，通脉镇痛之功。

（5）阴阳虚损，脉律紊乱证。

主症：胸痛，心悸，持久不解。

兼次症：心惊神慌，口干咽燥，烦热盗汗；胸闷气短，神疲不寐，乏力多汗，恶风畏寒。

舌象：舌质淡尖红，苔薄白少津。

脉象：细促或结代。

病机概要：阴阳虚损，脉不接续。

治法：通阳复脉，滋阴养血。

方药：炙甘草汤加减。本方出自《伤寒论》。方中以炙甘草、人参、桂枝益心气振心阳；生地、麦冬、阿胶补心血滋心阴；水蛭、三七活血通脉；煅龙骨、煅牡蛎镇惊安神。合奏通阳复脉，滋阴养血之功。

（6）心阳衰微，水饮凌心证。

主症：胸痛，喘促，持久不解。

兼次症：气短喘息，乏力畏寒，腹胀尿少，下肢浮肿，面色苍白，唇甲青紫。

舌象：舌质淡紫，苔白。

脉象：细涩或微。

病机概要：心阳衰微，水饮凌心。

治法：温补心阳，化饮利水。

方药：真武汤加人参合葶苈大枣泻肺汤。两方分别出自《伤寒论》和《金匮要略》。方中附子上温心阳、下暖肾寒，人参补益心气，二药为君；茯苓、肉桂、白术、炒葶苈子温振脾阳，化饮涤痰，四药为臣；芍药和营护阴，生姜、大枣辛甘化阳、散水健脾，生姜又能制约附子之毒性，三药为佐。全方合奏温振心阳，温化寒饮之功，心肾阳复，寒饮得化。

（7）阴液匮乏，心阳欲脱证。

主症：心痛剧烈，神昏肢冷。

兼次症：神昏萎靡，面色苍白，大汗淋漓，烦躁不安，手足逆冷，唇甲青紫。

舌象：舌质淡紫，苔白少津。

脉象：微欲绝。

病机概要：大汗竭阴，心阳欲脱。

治法：回阳救逆，益气生津。

方药：四逆加人参汤加味。本方出自《伤寒论》。方中用四逆汤回阳救逆，人参大补元气，益气生津，以救欲脱之元阳元阴；应加山茱萸、煅龙骨、煅牡蛎温酸敛汗，镇摄浮阳，以增回阳固脱之效，元阳回复则津液自生。因心阳衰微，必致瘀阻，故应再加桃仁、水蛭、三七化瘀通脉镇痛，以增强回阳救逆之功效。

（8）气阴两虚证。

主症：胸闷气短。

兼次症：乏力，自汗，盗汗，口燥咽干。

舌象：舌质红少苔，舌下络脉青紫。

脉象：细数无力。

病机概要：心气耗伤，心阴亏损，痰瘀互结，心脉痹阻。

治法：益气滋阴，化瘀涤痰。

方药：生脉散加味。本方出自《内外伤辨惑论》。方中用人参、黄芪补益心气；麦冬、玄参生津养阴；五味子敛阴止汗；丹参、桃仁化瘀通脉；葶苈子涤痰，檀香行气。

全方具有益气滋阴，化瘀涤痰，散滞通脉的功用。

六、其他治疗

（一）中成药

1. 气雾剂

（1）复方丹参气雾剂：由丹参、三七、冰片等组成，具有活血化瘀、通脉镇痛之功，可用于冠心病心绞痛、心肌梗死等以缓解疼痛，急救治疗。

（2）心痛舒喷雾剂：由丹皮、川芎、冰片等组成，具有活血化瘀、凉血镇痛之功，可用于冠心病心绞痛、心肌梗死等偏于血热的患者，以缓解疼痛，急救治疗。

（3）寒性心痛气雾剂：由肉桂、香附等组成，具有散寒、理气、镇痛之功，可用于冠心病心绞痛、心肌梗死等偏于寒凝较重者，以缓解疼痛，急救治疗。

2. 丸片剂

（1）速效救心丸：由川芎、冰片等组成，具有行气活血、化瘀通脉、镇痛之功，适用于冠心病心绞痛、心肌梗死等偏于气滞血瘀的心痛，以缓解疼痛，急救治疗。含于舌下，每次4～6粒。

（2）苏冰滴丸：由苏合香、冰片等组成，具有芳香开痹、理气镇痛之功，用于冠心病心绞痛、心肌梗死等偏于寒凝气滞的心痛。含于舌下，每次2～4粒。

（3）芎芍胶囊：由川芎、赤芍有效成分组成，具有行气化瘀、通脉止痛之功，用于冠心病心绞痛、心肌梗死等偏重于气滞血瘀者。口服每次2粒，每日3次。

（4）麝香保心丸：由麝香、蟾酥、人参等组成，具有芳香温通、益气强心之功，适用于心气不足，寒凝心脉的心痛。心绞痛发作时服1～2粒；或每次2粒，每日3次，温开水送服。

3. 注射剂

（1）血塞通注射液：主要成分为三七总皂苷。具有活血化瘀、通脉活络之功，用于心血瘀阻的冠心病心绞痛。肌内注射，每次2mL（每支2mL，含三七总皂苷100mg），每日1次，2周1疗程。静脉滴注，每次4～8mL，用10%葡萄糖注射液250mL稀释后静滴，每日1次，2周1疗程。

（2）葛根素注射液：主要成分为野葛黄酮苷。具有活血解肌、增加冠脉流量之功，用于冠心病心绞痛、心肌梗死、心律失常。静脉滴注，每次200～600mg（每支2mL，含100mg），用5%葡萄糖注射液250mL稀释后静滴，每日1次，2周1疗程。

（3）川芎嗪注射液：主要成分为川芎嗪的磷酸盐或盐酸盐。具有活血行气、通脉镇痛之功。用于心血瘀阻证类冠心病心绞痛、心肌梗死。静脉滴注，每次磷酸川芎嗪 100mg，或盐酸川芎嗪 40～80mg，加入 5％葡萄糖注射液 250mL 稀释后静滴，每日 1 次，2 周 1 疗程。

（二）针灸

1．体针

主穴：膻中、内关、心俞。

辨证配穴：气滞血瘀心脉者，加太冲、阴郄；痰浊痹阻心脉者，加中脘、丰隆；寒凝心脉者，加关元、太溪（针、灸并用）；心阳不振者，加百会、气海（除百会外、针灸并用；气阴两虚者，加足三里、三阴交；心肾阴虚者，加太溪、阴郄；心肾阳虚者，加神阙、关元（隔姜灸）。

方法：每次选主穴加配穴 4～5 穴，75％乙醇常规消毒后，采用传统补泻手法捻转 3～5 分钟，留针 10～15 分钟，阳虚、寒凝证者多用灸法，可缓解或解除心痛症状。症状缓解后，继续用中西医结合方法治疗。

2．穴位贴敷

选穴：心俞、膻中、虚里。

方法：75％乙醇常规消毒后，用冠心膏贴于穴位上，每隔 24 小时更换 1 次，2 周 1 疗程，可有效地改善心痛。

3．耳针

主穴：心、神门、交感。

方法：75％乙醇常规消毒后，针刺捻转 3～5 分钟，留针 30 分钟，每日 1 次，10 日 1 疗程。针刺耳郭穴位皮下，不刺透耳郭为度，可缓解心痛症状。

七、转归与预后

心肌梗死的转归顺逆及预后好坏与梗死范围的大小、侧支循环的建立、有无其他疾病并存，以及治疗是否及时正确有关。死亡多发生在发病的第 1 周内，尤其在发病后数小时内，多因并发严重心律失常、休克或心力衰竭而致。

心肌梗死发病后一定要尽早住院治疗，安置在 CCU 病房，严密监测心电图、血压、中心静脉压和肺楔嵌压及脉搏、呼吸、体温及出入量。应争取在发病 6 小时内采取中西医结合的有效方法（包括溶栓治疗，或经皮腔内冠状动脉成形术和支架置入术，或外科冠状动脉旁路移植手术），尽早再通闭塞的冠状动脉，使缺血心肌得到再灌注，挽救濒死心肌或缩小心肌梗死范围。同时，注意预防心律失常，或休克，或心力衰竭等严重并发症的发生。如果出现并发症，应尽早有效地治疗。只有及时正确治疗，病势方可转危为安，向着好转的趋势发展，预后良好。假如心肌梗死发生后，未得到及时正确的治疗，随时可出现生命危险。

八、护理与康复

（1）护理：监护病房的护师首先要做好床旁监测工作，注意观察心电图、血压、脉搏、呼吸、体温、中心静脉压、肺楔嵌压，以及出入量的变化，有异常变化时要及时报告值班医师做好恰当的处理。高度警惕，预防心律失常、心源性休克、急性左心力衰竭的发生。

其次，要注意观察患者神志、精神状况的变化，观察舌象，包括舌质的颜色、荣枯、舌底面脉络的颜色及充盈情况；舌苔的厚薄、颜色、润燥变化。观察脉象，包括脉的虚实、迟数、节律的变化，以审视胃气的存亡，正邪消长的变化趋势，为医生的治疗提供依据。

还应帮助患者树立战胜疾病的良好心态，在疾病的治疗过程中，保持思想乐观，避免情绪刺激；坚持良好的生活习惯，戒烟酒，多食新鲜蔬菜，饮食以清淡素食为主，进食不宜过饱；坚持每日排便1次，大便通畅；参加力所能及的活动；遵守医嘱，按时接受治疗。

（2）康复：做好康复医疗是保证临床治愈的重要环节。首先，要做好心肌梗死发病时的及时救治，尽早住院治疗，安置在 CCU 病房，在心电图、血压、呼吸、脉搏、体温监测下，采取中西医结合的有效措施，尽快缓解剧烈心痛，争取在发病后 6 小时内做好再灌注治疗［包括溶栓治疗，或经皮腔内冠状动脉成形术（PTCA）和支架置入术，或外科冠状动脉旁路移植手术］，尽早再通闭塞的冠状动脉，使缺血心肌得到再灌注，挽救濒死心肌，或缩小心肌梗死范围。高度警惕，预防心律失常、急性左心力衰竭，心源性休克等并发症的发生；一旦出现并发症，应及时有效治疗控制。病情危急缓解后，应充分发挥中医辨证论治之长，采取益心气、养心阴之治疗，以修复再灌注损伤的心肌；用理气散滞、化瘀祛痰之治疗对抗心室重塑，改善心室功能，洗脱冠状动脉腔内粥样硬化脂质沉积物，维护再通冠脉的正常血运；充分运用中医两千多年来临床的有效经验秘术"祛腐生肌"法，祛除坏死心肌，新生心肌和血管，建立新的侧支循环，修复梗死区域心肌的血供循环网，尽快临床治愈，促进身体康复。

九、预防措施

（1）控制发病因素：积极治疗高血压、高脂血症、肥胖病及糖尿病，以减少冠状动脉粥样硬化性心脏病心肌梗死的发病。

（2）改善生活习俗：应停止吸烟，限制饮酒，有计划地坚持力所能及的活动；保持大便通畅，养成每日排便的习惯，以减少冠状动脉粥样硬化性心脏病及心肌梗死的发病。

（3）调整饮食结构：多食水果、新鲜蔬菜，饮食以清淡素食为主；进食不宜过饱；限制高胆固醇、高脂肪的饮食。

（4）调理精神心态：经常保持心气平和，情绪稳定，避免急躁、激动、大怒等因素，减少心肌梗死的发病。

第三节　心功能不全

心功能不全是指在有适量静脉血回流的情况下，由于心脏收缩和（或）舒张功能障碍，心排血量减少，不足以维持组织代谢需要的一种临床综合征。以肺循环和（或）体循环瘀血及组织血液灌注不足为主要特征。其临床表现的主要特点是呼吸困难、乏力和水肿。伴有临床症状的心功能不全称之为心力衰竭，心力衰竭是大多数心血管疾病的最终归宿，也是最主要的死亡原因。

临床按心力衰竭发生的急缓分为急性心力衰竭和慢性心力衰竭。按其发生的部位，将心力衰竭分为左心力衰竭、右心力衰竭和全心力衰竭。临床上以慢性心力衰竭和左心力衰竭情况较多见，单独的右心力衰竭较少见。

一、诊断要点

（一）症状

1. 左心力衰竭

（1）程度不同的呼吸困难：①劳力性呼吸困难是左心力衰竭最早、最常见的症状，系运动使回心血量增加，左心房压力升高，肺瘀血所造成的。呼吸困难最初仅发生在重体力劳动时，休息后可自行缓解。②端坐呼吸：左心力衰竭严重时，患者即使平卧休息也感到呼吸困难，被迫半卧位或坐位，称为端坐呼吸。这是由于坐位时因重力作用，使部分血液转移到身体下垂部位，可减轻肺瘀血，而且坐位时横膈下降又可增加肺活量。③夜间阵发性呼吸困难：通常入睡并无呼吸困难，但在夜间熟睡后，突然胸闷、气急而被迫坐起。轻者坐起后数分钟可缓解，但有的伴阵咳、咳泡沫痰，若伴有哮喘，可称为"心源性哮喘"。阵发性夜间呼吸困难的发生机理与平卧位时静脉回流增加，膈肌上升、肺活量减少，以及夜间迷走神经张力增高有关。

（2）咳嗽、咳痰、咯血：是肺泡和支气管黏膜瘀血所致，开始常于夜间发生，坐位或立位时咳嗽可减轻，痰常为浆液性、呈白色泡沫样，有时带血。

（3）乏力、倦怠、头晕、心慌：是心排血量低的表现。

（4）少尿及肾功能损害症状：严重左心力衰竭时，肾的血流量明显下降，患者可出现少尿，进一步可出现血尿素氮、肌酐升高。

2. 右心力衰竭

（1）消化道症状：是右心力衰竭较早的症状，常伴有食欲不振、恶心、呕吐及上腹部胀痛，多由于肝、脾及胃肠道充血所引起。

（2）劳力性呼吸困难：继发于左心力衰竭的右心力衰竭呼吸困难已存在。单纯性右心力衰竭为分流性先天性心脏病或肺部疾患所致，均有明显的呼吸困难。

3. 全心力衰竭

此时左右心功能不全的临床表现同时存在，但因有右心功能不全，右心排血量减少，左心功能不全的肺瘀血临床表现反而有所减轻或不明显。

（二）体征

1. 左心力衰竭

（1）左心室增大：心尖搏动向左下移位，左心室显著增大时还可形成相对性二尖瓣关闭不全，产生心尖部收缩期杂音。

（2）心率增快、心尖部可听到舒张期奔马律、肺动脉瓣区第 2 心音亢进。左侧卧位并做深呼气时更容易听到。

（3）交替脉：脉搏强弱交替。

（4）肺部啰音：两肺底可闻及湿啰音。

2. 右心力衰竭

（1）心脏增大。以右心室增大为主。心率增快，部分患者在心前区可见抬举性搏动，在胸骨左缘相当于右心室的表面处可听到舒张早期奔马律。右心室明显扩大形成相对性三尖瓣关闭不全，产生三尖瓣区收缩期杂音。

（2）颈静脉充盈或怒张、肝颈静脉反流征阳性。即压迫胀大的肝脏半分钟至一分钟，可见颈静脉充盈加剧。是右心力衰竭的早期征象。

（3）肝脏肿大和压痛。

（4）水肿。水肿为下垂性、凹陷性，发生于身体的下垂部位。起床活动者以踝关节内侧和胫前部较明显，仰卧者表现为骶部水肿。

（5）胸腔积液和腹腔积液、心包积液。

（6）发绀。长期右心力衰竭的患者多见面颊、耳垂处、四肢指（趾）端。其发生机制为静脉血氧低下反致皮肤发绀。

（三）实验室辅助检查

（1）X线片检查：左心功能不全时有左心室增大、肺门血管影增粗、模糊不清、肺纹理增粗。右心功能不全时有右心房、右心室增大，以及上腔静脉影增宽。

（2）心电图：可有左心室肥厚劳损，右心室增大等。

（3）超声心动图：可用M型、二维或多普勒超声技术测定左心室的收缩和舒张功能。

（4）放射性核素与磁共振显像（MRI）检查：核素心血管造影可测定左、右心室收缩末期、舒张末期容积和射血分数。核素心肌扫描可观察室壁运动有无异常和心肌灌注缺损，有助于病因诊断。由于MRI是一种三维成像技术，受心室几何形状的影响较小，更能准确地计算收缩末、舒张末容积、心搏量和射血分数。MRI三维可定量测定左心室重量，对右心室心肌的分辨率亦很高。此外，还可比较右心室和左心室的心搏量，以测定二尖瓣和主动脉瓣的反流量，有助于判断基础疾病的严重程度。

（四）心功能的分级

目前通用的是美国纽约心脏病学会（NYHA）1928年提出的一项分级方案，主要是根据患者自觉的活动能力分为四级，该方案简便易行，直到现在仍为临床医生所沿用。

Ⅰ级：患者患有心脏病但活动量不受限制，平时一般活动不引起疲乏、心悸、呼吸困难或心绞痛。

Ⅱ级：心脏病患者的体力活动受到轻度的限制，休息时无自觉症状，但平时一般活动下可出现疲乏、心悸、呼吸困难或心绞痛。

Ⅲ级：心脏病患者体力活动明显限制，小于平时一般活动即引起上述的症状。

Ⅳ级：心脏病患者不能从事任何体力活动。休息状态下也出现心力衰竭的症状，体力活动后加重。

二、鉴别诊断

（1）支气管哮喘：左心力衰竭夜间阵发性呼吸困难常称之为"心源性哮喘"，应与支气管哮喘相鉴别。前者多见于中年以上，有心脏病史及心脏增大肺循环瘀血，肺毛细支气管、肺泡中有渗出液阻塞而致，常在夜间发作，肺部可闻及干、湿啰音，坐位或立位可减轻，对强心剂有效；而后者多见于青少年，无心脏病史及心脏体征，常在春秋季发作，有过敏史，肺内小支气管因变态反应发生痉挛，阻塞氧气与二氧化碳交换而致。肺内满布哮鸣音，对肾上腺皮质激素和麻黄素、氨茶碱等有效。

（2）右心力衰竭与心包积液、缩窄性心包炎等的鉴别：三者均可出现肝脏肿大、腹腔积液。但右心力衰竭多伴有心脏杂音或肺气肿；心包积液时扩大的心浊音界可随体位而变动，心音遥远，无杂音，有奇脉；缩窄性心包炎心界不大或稍大，无杂音，有奇脉。

（3）肝硬化腹腔积液伴下肢水肿应与慢性右心力衰竭相鉴别：肝病肝硬化腹腔积液属肝硬化引起静脉高压而致，腹膨胀、腹壁静脉怒张，而无心力衰竭体征；心源性肝瘀血所致的肝硬化、腹腔积液，右心力衰竭体征明显，不难鉴别。

三、中医证候学特征

本病属于中医"心悸""喘证""痰饮""水肿"等范畴，病理性质属本虚标实，以脏腑虚损为本、痰饮瘀血内停为标。病位在心，涉及肺、脾、肾诸脏。

（1）主症特征：喘促气短，心悸乏力，甚或浮肿。

（2）次症特征：各型心力衰竭除上述主症外，随其兼症不同，证候分类各异，分述于下：①心气虚特征：兼自汗畏寒，动则喘促，不耐劳作，舌淡脉虚。②心肾阳虚，水饮内停特征：兼面色苍白，畏寒肢冷，喘促足肿，舌质淡紫苔白滑，脉沉。③血瘀特征：兼口唇青紫，面色黯红，胸闷疼痛，舌质紫黯或淤斑，脉涩。④气阴两虚，饮凌心肺特征：兼喘促气急，心慌胸闷，不能平卧，痰涎上涌，舌质红紫少苔，脉虚数。⑤心阳欲脱特征：兼心悸烦躁，喘促倚息，不能平卧，大汗淋漓，四肢冷湿，神情淡漠，舌质紫黯，脉沉细欲绝。

四、据证析因，推断病机

临床上慢性心力衰竭以左心力衰竭及全心力衰竭最为常见。慢性心力衰竭患者临床症状复杂多变，但不论是哪一种心力衰竭均存在不同程度的喘促气短，心悸乏力，下肢浮肿，其病当归属于中医"心悸""喘证""痰饮""水肿"范畴，其病机主要是心气虚损，心肾阳衰，血瘀水停，病位在心，涉及肺、脾、肾等脏器，证属本虚标实。发病初期以心气虚衰为基础，进而损及肺、脾、肾等脏，在此基础上产生痰浊、瘀血、水饮等种种内生实邪，导致本虚标实，互为因果，反复发作，病久难愈。由于其过程缓慢，因此必须根据其证候辨析病因。主症兼乏力气短、动则加重、不耐劳作，舌淡脉虚等则为心气虚损；主症兼面色苍白，畏寒肢冷，喘促气短，下肢浮肿，舌质淡紫，苔白滑，舌黯脉沉则为心肾阳虚，水饮凌心；主症兼见口唇青紫，面色黯红，甚或胸痛，舌质紫黯或淤斑脉涩往往以心阳不足、心血瘀阻为主；主症兼见喘促气急，心慌胸闷，不能平卧，痰涎上涌，舌质红紫少苔，脉虚数则为气阴两虚，饮凌心肺；主症兼见心悸烦躁，喘促倚息，不能平卧，大汗淋漓，四肢冷湿，神情淡漠，舌质紫黯，脉沉细欲绝则为病情危急，心阳欲脱之象。

五、辨证论治

1. 辨证要点

（1）辨标本虚实：本病属本虚标实之证，以脏腑气血阴阳亏虚为本，痰饮、瘀血、水饮内停为标，临证时应根据病情的发展阶段，辨别本虚标实的主次。

（2）辨病变脏腑：本病病位在心，涉及肺脾肾等脏，《灵枢·口问》曰"心者，五脏六腑之大主，心动则五脏六腑皆摇"。同样，其他脏腑病变亦可以直接或间接影响及心。本病早期病位在心，以虚为主；渐伤及肺，再及于肾，致使心气虚损，或心肾阳衰；邪从内生，或痰瘀壅肺，或瘀阻饮聚，形成本虚标实，虚实夹杂之证。本病严重阶段则见心肾阳脱，阴阳离决之危候。

2．治疗原则

本病的治疗应遵循本虚标实之基本病机，临证时应根据具体情况权衡标本缓急。但本病的治疗总体原则应扶正与祛邪兼顾，由于发病以脏腑虚损为基础，故始终以顾护正气为主，兼以化瘀、祛痰、利水等法。阳气暴脱之时应以回阳固脱救急为主。

3．分类论治

（1）气阴两虚，饮凌心肺证。

主症：喘促气短，心悸乏力。

兼次症：咽干口燥，胸闷憋胀，痰涎上壅，不能平卧。

舌象：舌红紫苔少或无苔。

脉象：细数或虚数。

病机概要：气阴两虚，饮凌心肺。

治法：益气养阴，涤痰化饮。

方药：生脉散合葶苈大枣泻肺汤加减。生脉散出自《内外伤辨惑论》，方中人参大补心肺元气，麦冬养阴生津，五味子生津止汗。葶苈大枣泻肺汤出自《金匮要略》，葶苈子涤痰定喘，泻肺行水；大枣健脾益气；加鲜生姜和胃散饮，且制葶苈子之副作用；桔梗、枳壳调理胸肺气机，丹参化瘀养心。全方具有益气养阴，涤痰化饮，化瘀益心之功。

（2）心血瘀阻，心气虚损证。

主症：心悸，乏力，胸闷。

兼次症：口唇青紫，面色黯红，气短喘息，劳则加重。

舌象：舌有淤点，苔白润。

脉象：细涩或结代。

病机概要：心气虚损，血瘀水停。

治法：益气养心，活血化瘀。

方药：血府逐瘀汤加减。本方出自《医林改错》。方中当归、赤芍、川芎、桃仁、红花活血化瘀；柴胡疏肝，桔梗、枳壳开胸理气，以助血行；加人参、黄芪益气养心。咯血者加田三七、蒲黄炭；喘促甚加葶苈子；肿甚加泽泻、白茅根、车前子等。

（3）心肾阳虚，水饮凌心证。

主症：心悸气短，尿少肢肿。

兼次症：面色灰黯，精神不振，畏寒肢冷，动则喘促。

舌象：舌黯苔白。

脉象：沉细或结代。

病机概要：心肾阳虚，水饮凌心。

治法：温阳利水。

方药：真武汤加减。本方出自《伤寒论》，为温阳化气利水的代表方剂。方中炮附子温阳化气；茯苓、白术健脾渗湿；鲜生姜辛散水饮；白芍养阴。气虚重者加人参；兼气滞血瘀，胁下癥块，或胁胀，则加丹参、桃仁、红花、醋鳖甲等；水肿甚重者加大腹皮、车前子。

（4）心阳欲脱证。

主症：喘促心悸，四肢厥逆。

兼次症：神情淡漠，唇甲青紫，面色晦黯，汗出如油，不能平卧，咳吐白色泡沫痰或粉红色泡沫痰。

舌象：舌质紫黯，苔白滑。

脉象：微细欲绝或沉迟不续。

病机概要：心阳衰微，阳气欲脱。

治法：回阳救逆。

方药：四逆加人参汤。本方出自《伤寒论》。方中重用附子大辛大热，回阳祛寒；干姜温中散寒，附姜相配回阳祛寒之力益大；加入人参大补元气，和姜附同用温阳益气，回阳固脱，救逆力专；再加煅龙骨、煅牡蛎敛汗固津，救逆力宏。

六、其他治疗

（一）中成药

（1）生脉注射液：每次20～60mL，加入5%葡萄糖注射液250mL中静脉点滴，每日1～2次。

（2）黄芪注射液：每次肌注1～2支（每支2mL），每日1～2次；或4～5支加入5%葡萄糖注射液250mL中静脉点滴，每日1～2次。

（3）心宝丸：益气温阳，活血化瘀。主治病态窦房结综合征、慢性心功能不全、心绞痛等。每丸重60mg，每次120～240mg，每日3次。

（二）针灸

（1）体针：以补法为主，常选用内关、间使、通里、少府、心俞、神门、足三里、曲池等穴，每次选用4～5个主穴及辨证选穴，每日1次，7天为1疗程。水肿者加配太溪、三阴交；呼吸困难、四肢厥冷者灸神阙；肺心病，加肺俞、肾俞、膻中、气海等；咳嗽痰多者加尺泽、丰隆；嗳气腹胀者取中脘。

（2）耳针：常取心、定喘、肺、肾、神门、交感、内分泌等穴，可用针刺、按压、埋针等方法，也可用王不留行或白芥子贴压，每次选用3～4穴。

（3）艾灸法：主穴取心俞、百会、神阙、关元、人中、内关、足三里。喘憋者加肺俞、肾俞、檀中；水肿者加水道、三焦俞、阴陵泉。可用艾条灸15～20分钟，或艾炷灸3～5壮，每日1次，15次为1疗程。

（三）气功

适用于轻度心力衰竭，可采用内养静功，取盘坐式或者靠位式，症状减轻后，适当练大、小周天功等。

（四）食疗

限制钠与水的摄入，饮食应清淡、易消化、富于营养。避免浓茶、咖啡等兴奋刺激之品。心脾阳虚、瘀血腹胀者，可用桂圆肉、远志肉、丹参水煎加红糖，每日代茶；心气不足、气短乏力者可饮用人参、麦冬、五味子、粳米等益气养阴之品；肾虚者饮用人参胡桃粥；水肿明显者食用山药汤。

七、转归与预后

本病的证候特点是虚实相兼，以虚为主，故病的转化主要是虚实的变化，其关键取决于脏腑气血阴阳亏损的程度。如脏腑亏损程度较轻，治疗较易，病情可由重转轻；如病情反复发作或持续发作者，脏腑亏虚较重，同时多兼见痰饮、瘀血等标实之象，虚实夹杂，治疗较难，反复发作，病情加重；若出现心阳暴脱或水气凌心，脉微欲绝之候，则病势险恶难愈。

八、护理与康复

1. 护理

（1）保持室内空气新鲜，及时通风，注意保暖，预防感冒。

（2）根据病情限制体力活动，必要时要做到绝对卧床，适当进行肢体活动，以防血栓形成，并保持大便通畅。

（3）保持环境安静和心情舒畅，避免情绪激动、紧张、惊恐等不良情绪刺激。

2. 康复

（1）精神康复：七情（喜、怒、忧、思、悲、恐、惊）过激可使气机不畅，进一步导致血行受阻及水津失布，心功能受损而发病。故护理人员应多与患者谈心，沟通思想，使患者摆脱喜怒无常、焦虑、多愁善感等不良的心理状态，同时向患者讲解有关的医学知识，让其对疾病有所认识，减少不必要的烦恼和焦虑，使患者以积极的心态配合医疗和护理，达到形神共养，身心并治。

（2）饮食起居：起居有常，早睡早起，保证充足的睡眠。饮食清淡，避免高粱厚味，以低盐、低脂肪、低胆固醇、低热量、多纤维素为宜，保持大便通畅，腑气畅通。

九、预防措施

（1）积极治疗原发病是预防心力衰竭的根本措施，平时注意观察其呼吸、脉率、心率变化，患病时应卧床休息。

（2）积极治疗上呼吸道感染，及时应用抗生素，以免诱发和加重心力衰竭。

（3）保持心情舒畅，适当参加体育锻炼，预防感冒。住处要阳光充足，空气流通。

（4）饮食以清淡为主，忌食辛辣炙煿煎炒，尤应少食肥甘之品，限制过量盐分和水分的摄入。

第四节　心源性休克

心源性休克是指各种原因致使心脏泵血功能障碍而导致各器官组织严重灌注量不足引起全身微循环功能障碍，而出现一系列缺血、缺氧、代谢障碍及重要脏器损害为特征的临床综合征。本病常见于急性心肌梗死、严重心律失常、急性心包填塞、急性心肌炎、大块肺动脉栓塞等。

心源性休克临床常表现为皮肤苍白、四肢湿冷、神志淡漠、血压下降、心率加快、脉搏微弱等。本病属于中医的"厥证""脱证"等范畴。

一、诊断要点

（一）症状

除原发性心脏病的临床表现外，尚伴有血压下降，面色苍白，四肢湿冷和肢端发绀，浅表静脉萎陷，脉搏细弱，全身无力，尿量减少，烦躁不安，反应迟钝，神志模糊，甚至昏迷等。

（二）体征

（1）意识异常。

（2）脉搏快，＞100 次/min，细弱或不能触及。

（3）胸部皮肤指压阳性（压后再充盈时间＞2 秒），皮肤花纹，黏膜苍白或发绀，尿量＜17mL/h 或无尿。

（4）收缩压＜80mmHg。

（5）脉压差＜20mmHg。

（6）原有高血压者收缩压较原有水平下降 30％以上。

（三）实验室辅助检查

（1）生化检查：休克时组织缺血缺氧，无氧代谢使酸性产物堆积，产生代谢性酸中毒，休克时间延长，酸中毒加重，测定二氧化碳结合力可协助了解酸中毒情况。

（2）弥漫性血管内凝血的有关检查：主要包括血小板计数及功能检测，出凝血时间，凝血酶原时间，凝血因子 I，各种凝血因子和纤维蛋白降解产物。

（3）中心静脉压检测：中心静脉压反映右心室的充盈压，正常为 0.59～1.18kPa。中心静脉压低，说明回心血量减少，血容量不足；中心静脉压高，说明心功能不佳，心排血量减少。测肺动脉楔压可反映左心室舒张末压，以了解左心室功能受损情况。

（4）心电图检查：通过心电图检查及监测可随时了解并观察心肌损害及心律失常的发生情况；必要时做动态心电图检查，条件允许时行床旁超声心动图检查。

（四）轻重分级标准

（1）轻度：神清或烦躁不安，手足不温或肢端发凉，汗出过多，脉沉细（数）无力，血压下降，收缩压＜80mmHg，脉压差＜20mmHg；有高血压者，收缩压低于平时血压的 1/3 以上，或收缩压降低 30mmHg。

（2）中度：神志淡漠，手足冷至腕踝，大汗淋漓，脉微弱或虚大，收缩压在 50mmHg 以下，脉压差＜20mmHg。

（3）重度：意识蒙眬，或神志不清，肢冷超过腕踝 6cm 以上，或全身发冷，冷汗如珠，脉微欲绝，或不能触及，收缩压在 30mmHg 以下。

二、鉴别诊断

（1）晕厥：由于一时性全脑供血不足，网状结构抑制而突然发生短暂意识丧失状态。经过适当的处理或不经过任何处理，可恢复而不留任何后遗症状。其主要诊断依据是发作突然，意识丧失时间短，不能维持正常姿势或倒地，可于短时内恢复。

（2）癫病：癫病发作时部分患者可表现为突然跌倒，问之不答，但并无意识丧失，仅为意识缩窄，患者能眼见耳听周围人们的反应和举动，其发作可随之终止或加强。发作时脉搏和血压正常，神经系统体征（一）。癔病属神经症，其发生多与心因素有关。

（3）急性乙醇中毒：由每次摄入过量乙醇或酒类饮料引起的中枢神经系统由兴奋转为抑制的状态。患者有一次性大量饮酒史或误服工业、医用乙醇一，呼吸或呕吐物有强烈的酒味。轻者表现为结膜充血，面部潮红或苍白，头晕，欣快感，喜怒无常，可出现共济失调，表现为动作笨拙、步态蹒跚、言语不清等；重者转入昏睡，呈休克状态，最后严重至呼吸瘫痪而死亡。

（4）休克：机体在有害因素（感染、创伤、失血、失液、过敏和心脏病等）强刺激下，神经、体液、细胞因子平衡失调，有效循环血容量急剧下降，全身微循环障碍，组织及脏器血液灌注严重不足为主要表现的综合征。休克在多数情况下有明确的致病原因，常为某些严重疾病的并发症。

（5）心源性休克与其他类型休克的鉴别：①低血容量性休克：常有急性出血、过多液体丧失、入量不足等病史，表现为血细胞增加、尿比重升高、左心室充盈压正常或降低。②过敏性休克：以用药后短时间内血压迅速下降为其特征。③感染性中毒性休克：有严重感染存在，早期外周阻力下降；表现为温休克、晚期外周阻力增高，表现与心源性休克相似。④心源性休克：常因急性广泛前壁心肌梗死、急性心肌梗死合并机械性并发症如室间隔穿孔、乳头肌断裂、急性重症心肌炎；大面积肺栓塞致使心肌收缩力在短期内极度减弱，心排出量极度下降。此外，见于严重心律失常如室扑、室颤、急性心包填塞、严重瓣膜口狭窄等致使左心室充盈，射血障碍，导致心排血量极度下降。

三、中医证候学特征

心源性休克属于中医的厥证、脱证范畴，是因瘀血阻滞心之脉络发展到严重程度的外在表现，病性以虚证或虚中夹实为主，病位在心，常涉及肺肾肝脾四脏。因其发病原因、病理机制不同，发病形式和临床表现不尽相同。但是，分析证候时只要能抓住其病机演变的关键，仍能从中找出其规律性的特征。

（1）主症特征：神昏萎靡，汗出肢冷，脉沉微欲竭。

（2）次症特征：分四种特征：①阳气欲脱特征：四肢厥冷，冷汗如油，面色苍白，唇甲青紫，舌淡紫苔白，脉微欲绝。②气阴两虚特征：身热口干，大汗淋漓，尿少色黄，渴喜冷饮，舌红苔少或绛而干，脉虚数。③血瘀气脱特征：面唇青紫，气息微弱，舌质紫黯或有淤点淤斑，脉沉涩结。④阴阳脱竭特征：神昏肢厥，目合口张，手撒唇青，二便自遗，舌卷不出，脉沉微欲绝。

四、据证析因，推断病机

心源性休克是心泵衰竭的极期阶段，其主要临床表现为突然昏厥，不省人事，四肢逆冷，脉微欲绝，是内科重危急症。病情轻者，经治疗在短时间内可神志恢复，四肢渐温，脉象和缓；病情重者，则昏厥加重，其则一蹶不复而致死亡。要辨析病因，需在临床症候群中找出具有表述主症病性（寒、热、虚、实）特征的次症或兼症，结合舌象、脉象分析推求。主症伴见四肢厥冷，畏寒蜷卧，冷汗如油，面色苍白，唇甲青紫，舌淡苔白，脉微欲绝，多为阳气欲脱证；主症伴见身热烦躁，口干喜冷，大汗淋漓，舌红绛而干，脉虚数多为心阴乏竭证；主症伴见神志淡漠，汗多如油，肢端青紫，气息微弱，舌质紫黯，有淤斑，脉沉涩结，多为血瘀气脱证；主症伴见肢厥息微，目合口张，汗多如油，手撒唇青，二便自遗，多为心阴乏竭，舌卷不出，脉沉微欲绝，多为阴阳脱竭证。

综上所述，本病病位在心，其发病与肺肾肝脾密切相关。多因久病阳气衰微，暴病伤阳耗气致阳气大衰；或久病真阴亏耗，病情突剧，阴血大伤，阴损及阳，致阴竭阳脱；以及暴病气阴两伤，阴阳俱虚，脏腑功能衰竭而发生厥脱。病机以本虚或本虚标实为主，本虚乃阳虚、阴虚、阴阳亏虚或气血阴阳俱损；标实乃瘀血阻滞心脉，气血运行障碍，心失鼓动，进而五脏功能受损，气机逆乱，升降失调，气血阴阳不相接续，终至阴阳相离。

五、辨证论治

（一）辨证要点

（1）辨主症特征：神志淡漠，肢冷汗出，唇甲发绀，甚则精神萎靡，大汗淋漓，气息微弱，昏厥不省，目合口张，脉微欲绝。

（2）辨标本缓急：本病以虚证为主，或本虚标实。虚证乃阳虚、阴虚、阴阳俱虚或气血阴阳衰竭；标实乃心血淤滞，气血运行受阻，五脏受损，阴阳不相顺接，发为厥脱。

（二）治疗原则

临床上应结合证候表现，区别气脱、血脱、亡阳、亡阴，分别遣方用药予以救治。另外，气脱与血脱、亡阴与亡阳，关系密切，可以相互影响与转化，治疗时应当注意。

（1）本病属中医虚危重证，病情复杂多变，总的治疗原则为回阳救逆固脱。

（2）首应分清缓急，厥与脱相比，脱病更危，厥病可以转变为脱证，故以固脱为先；如厥脱并见，应先救其脱，后治其厥；若虚中夹瘀，治当回阳救逆、活血固脱为主。次应结合临床证候表现，区别脏腑阴阳气血耗伤的程度，以辨明不同证型，分别遣方用药给予救治。

（3）厥脱关系密切，可迅速变化，相互影响和转化，故可采取综合救治，将标本、先后、缓急统一起来，力求救治成功。若是久病，虚中有实，病情较为复杂者，则宜标本兼顾，攻补兼施。

（三）分类论治

厥证发病急骤，常并发脱证，故中医常厥脱并称。发作前有头晕、恶心、面色苍白、出汗等先期症状，发作时昏仆，不知人事，伴有四肢逆冷。由于元气亏虚、气随血脱、气机逆乱，阴阳之气不相顺接，精竭气脱，气血运行失常而致厥脱。补益元气、回阳救逆可提高气之统摄能力，以时救治为要。厥脱合并论治，宜回阳救逆，益气固脱。因其阳气回复则脱可固，厥自复，为主要治疗原则。急危期应选择中药注射剂，如参附注射液、四逆注射液、参麦注射液、生脉注射液等，可配合针灸辨证治疗；缓解期待元气渐复，按病情随证加减，予中药口服调理。

1. 心阳欲脱证

主症：神昏萎靡，冷汗淋漓。

兼次症：面色苍白，四肢厥冷，畏寒蜷卧，唇甲青紫。

舌象：舌质淡，苔白。

脉象：微欲绝或不能触及。

病机概要：心阳衰微，阳气欲脱。

治法：回阳救逆，益气固脱。

方药：急用四逆注射液。由附子、干姜、甘草组成，具有回阳救逆之功。

用法：每次 20mL 加入 5%葡萄糖注射液 100～200mL 中静脉推注。

病情缓解后，予回阳救急汤加减。本方出自《伤寒六书》，以四逆汤合六君子汤加肉桂、五味子、麝香、生姜等组成。方中附子配干姜、肉桂温里回阳，祛寒通脉；六君子汤补益脾胃，固守中州，并能祛除阳虚水湿不化所生的痰饮；人参合附子，益气回阳以固脱；配五味子益气补心以生脉。小量麝香冲服，辛香走窜，通行十二经脉，与五味子之酸收配合，则散中有收，使诸药迅布周身，而无虚阳散越之弊。诸药相合，共收益气回阳，固脱生脉之效，使厥回脉复而诸症自除。

若汗多难止者，加北黄芪、煅牡蛎益气敛汗；呕吐涎沫者，加盐炒吴茱萸温胃暖肝；泄泻不止者，加升麻、黄芪益气升阳止泻；呕吐不止者，加生姜汁温胃止呕；无脉者，加少许猪胆汁反佐，以防阳微阴盛而成阳脱之变。

2．阴液匮乏，心阳欲脱证

主症：心痛剧烈，神昏肢冷。

兼次症：神昏萎靡，面色苍白，大汗淋漓，烦躁不安，手足逆冷，唇甲青紫。

舌象：舌质淡紫，苔白少津。

脉象：微欲绝。

病机概要：大汗竭阴，心阳欲脱。

治法：回阳救逆，益气生津。

方药：急用参麦注射液。由红参、麦冬组成，具有益气固脱、养阴生津之功。

用法：每次 10～20mL 加入 10%葡萄糖注射液 50mL 中静脉推注，每日 2～3 次；或 40～60mL 加入 5%葡萄糖注射液 250mL 中稀释后静脉滴注，每日 1～2 次。

病情稳定后，用四逆加人参汤加味。本方出自《伤寒论》。方中用四逆汤回阳救逆；人参大补元气，益气生津，以救欲脱之元阳元阴。应加山茱萸、煅龙骨、煅牡蛎温酸敛汗，镇摄浮阳，以增回阳固脱之效，元阳回复则津液自生。心阳衰微必致瘀阻，故应加桃仁、水蛭、三七化瘀通脉镇痛，以增强回阳救逆之功效。

3．血瘀气脱证

主症：神昏淡漠，面唇青紫。

兼次症：气息微弱，四肢厥冷，皮肤淤斑，肢端青紫。

舌象：舌质紫黯，有淤斑，苔白滑。

脉象：沉细涩或结代。

病机概要：阳衰欲脱，血瘀阻脉。

治法：活血化瘀，益气固脱。

方药：急用参附注射液。由红参、附子提取的有效成分组成。

用法：每次 10mL 加入 25%葡萄糖注射液 20mL 中静脉缓慢推注；再用复方丹参注射液（由丹参、降香提取的有效成分组成）20mL 加入 25%葡萄糖注射液中静脉缓慢推注，以获回阳救逆，活血化瘀之效。

病情缓解后，予参附汤合通瘀煎加减。前方出自《正体类要》，后方出自《景岳全书》。方中人参、附子温阳益气；当归、桃仁、红花活血通络；降香、木香行气散滞；兼寒滞者，加肉桂、吴茱萸温肾助阳；大便结燥者，加小量大黄以通滞泄浊。

4. 阴阳竭脱证

主症：神昏肢厥，目合口张。

兼次症：气息微弱，唇甲青紫，二便自遗。

舌象：舌青紫，无苔。

脉象：微欲绝或不能触及。

病机概要：阳气衰微，阴液欲竭。

治法：回阳复阴，救逆固脱。

方药：急用参附注射液。由人参、附片提取的有效成分组成。

用法：每次 10mL 加入 25％葡萄糖注射液 20mL 中静脉缓慢推注；再用生脉注射液 20mL 加入 25％葡萄糖注射液 40mL 中静脉缓慢推注。密切观察患者血压回升情况，如血压回升不满意，继用前方案，静脉给药。

待病情稳定后，给予四逆加人参汤合生脉散加减。前方出自《伤寒论》，后方出自《内科伤辨惑论》方中人参、干姜、附子温阳益气；麦冬、五味子生津敛阴；加山茱萸、黄芪以助温阳益气之功；加丹参、桃仁、降香理气化瘀。全方具有回阳复阴，救逆固脱的作用。

六、其他治疗

（一）中成药

（1）阳气欲脱证：补心气口服液：补益心气，扶阳救脱。每次 10mL（1 支），每日 3 次，口服。

（2）气阴两虚证：参麦口服液：益气养阴，回阳救脉。每次 10mL（1 支），每日 3 次，口服。

（3）血瘀气脱证：血府逐瘀口服液：活血化瘀，通络救逆。每次 10mL（1 支），每日 3 次，口服。

（4）阴阳竭脱证：黄芪当归精：益气养阴，回阳救逆。每次 10mL（1 支），每日 3 次，口服。

（二）单方

独参汤。出自《伤寒大全》，由一味人参独立为方。功能益气固脱，大补元气。治元气大虚，昏厥，脉微欲绝。用量 15～30g，加清水煎煮成浓汁，每次顿服。

（三）针灸

（1）针法：取左耳肾上腺区配内关穴，持续电针；取人中、中冲、内关、足三里穴，针刺并用间歇刺激手法；对昏厥肢冷、神疲气微，可给予回阳救脱法治疗，选关元、气海、三阴交穴。关元用灸法，气海进针后行泻法，三阴交进针后行补法，留针 15 分钟，5 分钟行针 1 次。

（2）灸法：直接艾灸或悬灸气海、关元、足三里、膻中穴，每穴 4～5 壮或 20 分钟，适用于阳气欲脱证。直接灸大敦穴 3～5 壮（或隐白穴 1～3 壮），适用于气阴两虚证。

七、转归与预后

心源性休克的转归主要有三个方面：一是阴阳气血相离，进而阴阳离绝，发展为一蹶不复之死证。二是阴阳气血失常，或为气血上逆，或为中气下陷，或气血痰瘀等邪气内闭，气机逆乱而阴阳尚未离绝，此类厥证之生死取决于正气来复与否及治疗措施是否及时、得当。若正气来复，治疗得当，则气复返而生，反之气不复返而死。三是表现为各种证候之间的转化，如气厥和血厥之实证常转化为气滞血瘀之证、失血致厥的血厥虚证常转化为气随血脱之脱证等。

心源性休克的预后，取决于患者平素正气的强弱及邪气的盛衰、抢救治疗得当与否。发病之后，若呼吸比较平稳，脉象有根，表示正气尚强，预后良好。反之，若气息微弱，或见昏聩不语，或手冷过肘，足冷过膝，或脉象沉伏如一线游丝，或如屋漏，或散乱无根，或人迎、寸口、趺阳之脉全无，多属危候，预后不良。

八、护理与康复

1．护理

（1）发生心源性休克，应立即让患者卧床休息、吸氧、保暖；遵医嘱尽早给予药物治疗，静脉输液采用套管针并防止液体外渗，保证静脉输血输液的通畅。及时补充血容量，并观察药效。配合针灸人中、十宣、涌泉以疏经通络，扶阳救逆。

（2）体位可采取平卧位，或头部及下肢各抬高30°，以增加回心血量，防止脑缺血；保持患者居室环境安静，避免吵闹等刺激，避免不必要搬动，尽量少打扰患者。室内光线充足而不直射头面部，空气新鲜，温湿度适宜。

（3）严格记录出入量，观察病情时首先注意神志变化，患者烦躁不合作时，应耐心护理并注意安全，床边加床档。当患者因兴奋转为抑制，表情淡漠，感觉迟钝时，应警惕病情变化。

（4）持续监测生命体征的变化，注意呼吸、血压、脉象、舌苔变化，尤其是出汗情况。观察皮肤温度、颜色、尿量、意识、肠鸣音等，以评估组织灌流量。若见汗出如油，脉象虚弱为亡阳；四肢温，热汗出，脉细数大而无力为亡阴，应及时通知医生，汗出过多注意更换衣服，预防感冒和褥疮的发生。

（5）态度和蔼，耐心解答患者及家属的问题；加强巡视，及时解决患者的需要；允许患者说出内心感受并做出回应，以加强医患配合，有利于患者的恢复。

2．康复

康复是提高临床疗效、促进痊愈的重要环节。

（1）调理情绪：情绪波动是影响心源性休克患者康复、造成病情加重或心源性猝死的重要原因之一。对患者及家属进行有关心源性休克知识的康复指导，主动向患者讲解相关知识及注意事项，消除恐惧与紧张心理，保持情绪稳定，坚定信心，与医护配合，利于促进病情缓解和康复。

（2）饮食调理：进食应以易消化、多维生素、低盐、低脂肪及充足的蛋白质为原则，选择合理膳食。保持大便通畅，避免用力排便，禁止烟酒。

（3）劳逸结合：既要保持居室光线柔和，空气新鲜，环境安静，又要选择能够长期坚持的运动项目，如步行、慢跑、打太极拳、练气功等。注意不可过量活动，避免诱发因素。

（4）医患沟通：指导患者及家属掌握简易急救措施，病情稳定患者应定期到门诊复查，接诊医师做好病历记录，保证后续治疗及康复；避免并发症或突发心血管事件。

九、预防措施

加强适量锻炼，注意营养，增强体质。注意思想修养，陶冶情志，避免恶性的精神和环境因素刺激。已发生心源性休克者，要加强护理，密切观察病情的发展和变化，采取相应措施救治。患者苏醒后，要消除其紧张情绪，针对不同的病因予以不同的饮食调养，多食水果或果汁，严禁烟酒及辛辣香燥之品，以免加重病情。

第五节　心律失常

心律失常是指心脏激动的起源部位、心搏频率、节律、传导速度和传导顺序等任何一项异常。按心室率快慢分为快速性心律失常和缓慢性心律失常。在多数情况下，心律失常并不是一种独立的疾病，而是众多心内外疾患或生理情况下引起的心肌细胞电生理异常。在少数情况下，心律失常以综合征的形式出现，如预激综合征、病态窦房结综合征、长 QT 综合征、短 QT 综合征等。

快速性心律失常，指以心率过快、心室率＞100 次/min 为特征的一类心律失常。临床常见于期前收缩，心动过速（室上性、室性），扑动和颤动（房性、室性），预激综合征及并发的快速性心律失常等。

缓慢性心律失常，指以心率缓慢、心室率＜60 次/min 为特征的一类心律失常。临床常见于窦性心动过缓，各种类型的心脏传导阻滞，病态窦房结综合征，室上性和室性逸搏等。

心律失常的临床表现多种多样，十分复杂。属中医"心悸""胸痹""眩晕""昏厥"等范畴。

一、诊断要点

（一）症状

1. 快速性心律失常

（1）窦性心动过速：常无症状，或表现为心悸、乏力、易激动等不适，可持续时间较长。症状多继发于发热、焦虑、运动、血容量不足、低钾血症后出现，严重者可诱发心绞痛、心力衰竭等症状。

（2）非阵发性室上性心动过速：表现为心悸、乏力，甚至心前区不适、头晕等，症状逐渐起始和终止，运动后症状常加重，可伴有原发病症状。发作时间较长可出现晕厥、心绞痛、心力衰竭等症状。

（3）阵发性室上性心动过速：突然发作，可持续数秒、数小时或数日，发作时有心悸、乏力、紧张、心前区不适，甚至诱发心绞痛、心源性休克等症状。

（4）阵发性室性心动过速：突然发作、突然消失，发作时表现为心悸、头晕、头颈部发胀、心前区不适、乏力、出汗、多尿、呕吐、四肢发麻等，严重者可出现心绞痛、心源性休克、阿-斯综合征等。

（5）期前收缩：可无症状，或有心悸、心前区不适，自觉心律不规则，有心搏增强或心跳停歇感。期前收缩连续发生或较频繁时，症状明显，可出现头晕、乏力、心绞痛，甚至昏厥、阿-斯综合征等。

（6）心房扑动与颤动：心室率不快时可无自觉症状；心室率较快或阵发性发作时，有心悸、气促、乏力、头晕、心前区不适感，严重者可出现恶心、呕吐、晕厥，甚至诱发心绞痛、心力衰竭、心源性休克等。

2．缓慢性心律失常

（1）窦性心动过缓：一般无特殊症状，但心率减慢显著，尤其伴有器质性心脏病患者，可有头昏、乏力、心前区不适，甚至昏厥；可诱发心绞痛、阿-斯综合征等。

（2）病态窦房结综合征：轻者表现为心悸、乏力、头晕、记忆力减退等；重者表现为晕厥、少尿、心绞痛、心力衰竭，甚至出现阿-斯综合征及重要脏器供血不足等。

（3）房室传导阻滞：Ⅰ度房室传导阻滞除原发疾病的临床表现外，可无症状。Ⅱ度房室传导阻滞在心率较慢时有心悸、头晕、乏力、劳动后气急等不适。Ⅲ度房室传导阻滞、高度房室传导阻滞常有心悸、气短、眩晕、心前区不适，甚至昏厥、抽搐，出现心绞痛、心力衰竭或阿-斯综合征等。

（二）体征

1．快速性心律失常

（1）窦性心动过速：心率增快，听诊心率>100 次/min，常逐渐增快和逐渐减慢，病因未消除时持续时间较长；心尖搏动和颈部血管搏动增强，心音响亮，有时可在心尖部听到收缩期杂音。

（2）非阵发性室上性心动过速：心动过速逐渐起始和终止，心率>100 次/min，运动后心率加快，按压颈动脉窦可减慢心率，听诊时心律略不齐。

（3）阵发性室上性心动过速：常突发突止，发作时心率可达100～200 次/min，心律规则，发作持续时间长而严重时血压常下降。

（4）阵发性室性心动过速：发作时心率可达150～250 次/min，心律大致规则，心尖区第1心音时有强弱差异。

（5）期前收缩：有心搏提前，其后有较长的间歇（房性者可不明显），第1心音常增强，第2心音减弱或消失；脉搏有两个急速而连续的跳动，其后有一较长的间歇，发生短绌或脱漏；有的期前收缩呈规律性出现。

（6）心房扑动：一般心率快，如房室阻滞呈 2:1，则心室率为 150 次/min 左右；但如房室阻滞为 4:1 或 3:1，则心室率可减慢为75～100 次/min；有时阻滞比例不等，使心室律不规则。

（7）心房颤动：心率常在每分钟 100～180 次/min，心脏听诊时第 1 心音、心率和心律均绝对不规则，当心率较慢时，心律可似规则；有脉搏短绌、强弱不等和血压测量结果差异较大，同时伴有原发心脏病的体征。

2．缓慢性心律失常

（1）窦性心动过缓：心率减慢，<60 次/min，但一般>40 次/min，常伴有心律不齐，严重时出现低血压、心功能不全等体征。

（2）病态窦房结综合征：心率减慢，常<50 次/min，有心音低钝、烦躁、间歇性记忆障碍等体征，严重时出现言语不清、判断错误等；甚至出现晕厥、搐搦。听诊心脏搏动出现较长停歇、节律不整、心音低弱。

（3）房室传导阻滞：Ⅰ度房室传导阻滞常无体征；Ⅱ度房室传导阻滞，莫氏Ⅰ型，听诊时第 1心音可强弱不等，在一系列规则的心脏搏动中出现一个长的间歇，在间歇前无期前收缩。莫氏Ⅱ型听诊可发现每隔 1 次至数次规则性心脏搏动后有一间歇，或心率慢而规则。Ⅲ度房室传导阻滞，或完全性房室传导阻滞，心率常在 40 次/min 左右，心尖区第 1 心音强弱不等，收缩压偏高、舒张压偏低，而脉压差大。严重时因心室率突然减慢或暂时停搏，心音、脉搏消失。

（三）实验室辅助检查

选择必要的辅助检查能确定快速与缓慢性心律失常的类型、发生机制、病因与诱因等，并为合理选择药物和（或）非药物治疗、判断疗效等提供有价值的信息。与心律失常相关的辅助检查有常规心电图、动态心电图、运动试验、心室晚电位、临床电生理检查、超声心动图、动态血压监测、放射性核素检查技术、心血管造影、血液生化及内分泌系统检查等。

（1）常规心电图检查：12 导联常规心电图是确诊心律失常的重要依据，对各种类型的心律失常、血清电解质紊乱、观察药物（如洋地黄、抗心律失常药等）对心脏的作用有重要意义。

（2）动态心电图（Holter 监测）检查：采用长时间（24～72 小时）连续记录心电图的方法，能获得比常规心电图更多的信息。提供心率，包括 24 小时平均心率、最快和最慢心率；心律失常的类型、发作时间和方式；心脏停搏的时间、次数；评价患者活动、伴随症状与心律失常的关系。对于心律失常的危险性分析、心律失常诊断及对抗心律失常药物疗效评价具有一定意义。

（3）运动试验：使受检者接受适量运动，观察其症状、心率、血压、心电图及其他指标变化情况，并据此辅助诊断心脏疾病或对预后做出判断的方法。并用于评价与运动有关的心律失常及药物疗效。

（4）心室晚电位：是出现于 QRS 波终末部的高频、低振幅碎裂电活动。心室晚点位阳性者，发生室性心动过速和心脏性猝死的危险性较大。

（5）临床电生理检查：用于心律失常的诊断。根据检查目的，可将电极导管放至心房、心室及冠状窦内，记录心脏不同部位的电活动，可确定心动过速的类型和机制。此外，它有助于确定房室传导阻滞的部位。在有晕厥病史的冠心病患者，心内电生理检查能否诱发出室性心动过速，对预测心脏性猝死的危险性和选择治疗方案均具有一定价值。

（6）其他检查：超声心动图、动态血压监测、放射性核素检查技术、心血管造影、血液生化及内分泌系统检查等亦有助于明确心律失常的病因和疾病诊断。

二、鉴别诊断

1. 快速性心律失常

（1）窦性与阵发性室上性心动过速：窦性心动过速体检时有心率增快（＞100 次/min），当心率＞150 次/min 时，需与阵发性室上性心动过速相鉴别。窦性心动过速常逐渐增快和逐渐减慢，在病因未消除时，持续时间较长；而阵发性室上性心动过速，以突发突止为特征。

（2）阵发性室上性与室性心动过速：阵发性室上性心动过速发作时心率在 160～220 次/min，心律绝对规则，不因呼吸和运动而变化，第 1 心音强度不变，脉细而快速，心脏原有杂音减弱甚至消失。阵发性室性心动过速心率在 140～180 次/min，心律略不规则，心尖第 1 心音强弱不等并可有心音分裂。

（3）期前收缩：功能性期前收缩常在运动后心率增快时减少或消失，病理性活动后反而增多。期前收缩分房性、房室交界性及室性期前收缩三种，从心电图上可资鉴别。

（4）心房扑动与颤动：心房扑动时心率快而规则，如压迫一侧颈动脉窦或眼球，能使心率暂时减慢或减少，压迫解除后，恢复原来心率，可与阵发性室性心动过速相鉴别。此外，心房颤动心律绝对不规则，心率在 100～180 次/min，心音强弱不一，脉搏短绌。

（5）器质性心血管疾病：冠状动脉粥样硬化性心脏病，除心动过速外，还可出现心绞痛、心肌梗死，心电图有典型改变；心肌炎常在发热、感冒后出现，心电图有 ST-T 改变；心肌病有心脏普遍增大的体征和心脏超声表现。风湿性心脏病可闻及典型的心脏收缩与舒张期杂音等。

（6）甲状腺功能亢进症：除有心悸、心率加快外，可有神经过敏、情绪激动、消瘦、低热、出汗等症状。发病时有甲状腺肿大、突眼、高代谢症候群的典型临床表现。

2. 缓慢性心律失常

（1）病态窦房结综合征与心动过缓：病窦患者的症状缺乏特异性，诊断主要依靠心电图表现。应做阿托品试验：静脉注射阿托品 2mg 后，心率≤90 次/min；窦房结功能检查不正常，即可做出诊断。

（2）房室传导阻滞：除病因相关表现外，Ⅰ度房室传导阻滞常无症状。Ⅱ度Ⅰ型和Ⅱ型房室传导阻滞常有心悸、乏力等不适。高度和Ⅲ度房室传导阻滞的症状取决于发病原因和心室率快慢，常有心悸、乏力、晕厥，甚至心功能不全、心绞痛，发生阿-斯综合征或猝死。体检时，Ⅰ度房室传导阻滞常有第 1 心音减弱；Ⅱ度房室传导阻滞常有心搏脱漏；Ⅲ度房室传导阻滞第一心音强弱不一，听诊闻及响亮清晰的大炮音，为心房心室几乎同时收缩所致。

三、中医证候学特征

心律失常属中医心悸、胸痹、眩晕等病范畴，病性有虚证、实证和本虚标实证之分，病位在心，涉及肝脾肾三脏。因患者体质禀赋有异，发病原因、证候演变不同，故临床症状表现复杂。但分析证候时只要紧扣病机，仍可以找出其规律性的特征。

四诊中，以切脉对心律失常的诊断最为重要。中医证候学中的脉象与心律失常类型之间有一定的相关性，多数心律失常患者可出现数、迟、结、代、涩、促等典型脉象，可资临床判定病情和预后。促脉：脉来急促，时而一止，止无定数，常见于心率快而不齐如心房颤动、频发期前收缩；结脉：脉来缓慢，时而一止，止无定数，常见于心率慢而有间歇，如各种期前收缩、窦房阻滞、Ⅱ度房室传导阻滞；代脉：为脉来中止，良久复动，止有定数，常见于期前收缩二联律、三联律等联律，窦性静止；迟脉常见于缓慢性心律失常，数脉多见于快速性心律失常。促、结、代脉多为心气不足，不能鼓动血脉，心律失常所致。

（1）主症特征：心悸怔忡、胸闷、气短呈阵发性或持续性发作，频发或持续时间较长时可有胸痛、乏力、眩晕、视朦等，部分患者也可无不适症状，严重者可出现昏厥、搐搦，甚则猝死。

（2）次症特征：分七种特征：①心虚胆怯特征：善惊易恐，坐卧不宁，少寐多梦，舌苔薄白，脉虚数或结代。②心脾两虚特征：面色无华，健忘失眠，食欲不振，舌质淡，苔薄白，脉细弱结代。③阴虚火旺特征：虚烦不眠，潮热盗汗，口干耳鸣，舌红质干，苔净或少，脉细数或细结代。④心阳不振特征：面色苍白，身寒肢冷，浮肿尿少，舌体胖，苔薄，脉沉迟或结代。⑤痰火扰心特征：胸闷呕恶，口苦痰稠，失眠耳鸣，舌质红，苔薄黄或黄腻，脉滑数或促。⑥水气凌心特征：喘促气短，咳吐痰涎，不能平卧，肢肿尿少，舌苔白腻或白滑，脉沉滑结代。⑦心血瘀阻特征：胸闷心痛，痛有定处，舌质紫黯或有淤点淤斑，脉涩或结代。

四、据证析因，推断病机

临床主症为心悸气短、胸闷不适、头晕乏力，甚则昏厥。心动悸，有惊悸与怔忡之分：惊悸多因惊恐、恼怒所诱发，全身情况较好；怔忡自觉心悸不安，全身情况较差，病情较重。要辨析病因需在临床症候群中找出具有表述主症病性（气、血、阴、阳、虚、实、寒、热）特征的次症或兼症，结合舌象、脉象分析推求。主症伴见善惊易恐，坐卧不宁，舌苔薄白，脉虚数或结代，多为心虚胆怯；主症伴见面色无华，食欲不振，舌淡苔薄白，脉细弱结代，多为心脾两虚；主症伴见虚烦不眠，潮热盗汗，舌质红苔少，脉细数或细结代，多为阴虚火旺；主症伴见面色苍白，浮肿尿少，舌胖苔薄，脉沉迟或结代，多为心阳不振；主症伴见呕恶，口苦痰稠，舌红苔薄黄，脉滑数或促，多为痰火扰心；主症伴见喘促气短，肢肿尿少，舌苔白滑，脉沉结代，多为水气凌心；主症伴见心痛，痛有定处，舌质紫黯有淤点淤斑，脉涩或结代，多为心血瘀阻。

本病发病原因多为外邪侵袭、七情失调、嗜食肥腻、劳倦过度，影响脏腑机能与气血运行障碍。如外感湿浊，蕴聚中焦，清阳不升，浊阴不降，上犯于心；外感热邪，灼津于里，炼液为痰，上扰心窍；七情抑郁，郁而化火，火扰心神；嗜食肥甘厚味、烟酒辛辣，久而生热，暗耗阴血，热炽心火；劳倦过度，心气本虚，复感外邪，凝泣经络；久病伤阳，心阳不振，鼓动血行无力，瘀血内阻等。

综上所述，本病病位在心，其发病与肝、脾、肾、肺密切相关。多因外感邪毒、痰浊内停、气郁化火、瘀血阻滞，或阳气不振、阴精亏损、心脉不畅、心失所养所致。

五、辨证论治

（一）辨证要点

（1）辨主症特征：心悸怔忡，不能自主，或轻或重，或发或止，常呈阵发性或持续性发作。诊脉可见数、迟、结、代、涩、促等典型脉象，甚则出现怪脉、败脉等危重脉候。本病多伴胸闷气短，头晕目眩，心烦不宁，少寐多汗，疲乏无力等；中老年发作频繁者，可伴有心胸疼痛，甚至喘促、肢冷汗出、昏厥。

（2）常见诱因：发作常因情志不畅、惊恐、焦虑、劳倦过度、嗜酒饱食等诱发。

（3）临床注意：一看患者是否有心悸、怔忡而不能自主的自觉症状；其次根据症情区别心悸的性质，是实证还是虚证，是心阳虚还是心阴虚，是夹痰还是夹瘀；第三要掌握惊悸与怔忡的区别。惊悸之证，临床常因惊而悸，以实证为多；怔忡之证，以虚证为多；惊悸日久不愈，亦可发展成为怔忡。此外，亦有虚中夹实的，临证时应予详细辨别。

（二）治疗原则

临床治疗虚证，当以养心安神为主，实证如因瘀血所致，当活血化瘀为法；若因痰热引发，又当清热化痰。若是久病，虚中有实，病情较为复杂者，则宜标本兼顾，攻补兼施。

（三）分类证治

1. 心虚胆怯证

主症：心悸不安，善惊易恐。

兼次症：少寐多梦，坐卧不宁，面色少华，神疲倦怠。

舌象：舌淡红，苔薄白。

脉象：虚数或结代。

病机概要：心虚胆怯，心神不守。

治法：镇惊定志，养心安神。

方药：安神定志丸加减。本方出自《医学心悟》。方中茯苓、茯神、石菖蒲、远志以安神定志；人参补益心气，龙齿以镇静宁心。若惊悸心虚胆怯甚者可加炙甘草以补益心气；心阴不足者加柏子仁、五味子、酸枣仁以养心安神，收敛心气。若心悸而烦，善惊痰多，食少泛恶，舌苔黄腻，脉象滑数者，系痰热内扰，胃失和降，心神不安之故，可用温胆汤和胃降逆，清热化痰，痰热清则心自安；亦可加酸枣仁、远志等以安神养心。

2．心脾两虚证

主症：心悸不宁，乏力气短。

兼次症：神疲倦怠，动则尤甚，面色无华，头晕自汗。

舌象：舌淡，苔薄白。

脉象：细弱结代。

病机概要：思虑过度，劳伤心脾，气血亏虚。

治法：养心健脾，安神定悸。

方药：归脾汤加减。本方出自《济生方》。方中以人参、黄芪、白术、炙甘草大队甘温之品补脾益气以生血，使气旺而血生；当归、龙眼肉甘温补血养心；茯苓（多用茯神）、酸枣仁、远志宁心安神；木香辛香而散，理气醒脾，与大量益气健脾药配伍，复中焦运化之功，又能防大量益气补血药滋腻碍胃，使补而不滞，滋而不腻；方中姜、枣调和脾胃，以资化源。全方共奏益气补血、健脾养心之功，为治疗思虑过度，劳伤心脾，气血两虚之良方。

本方配伍特点：一是心脾同治，重点在脾，使脾旺则气血生化有源，方名归脾，意在于此；二是气血并补，但重在补气，意即气为血之帅，气旺血自生，血足则心有所养；三是补气养血药中佐以木香理气醒脾，补而不滞。故清代医学家张璐说："此方滋养心脾，鼓动少火，妙以木香调畅诸气。世以木香性燥不用，服之多致痞闷，或泄泻，减食者，以其纯阴无阳，不能输化药力故耳"。

如见心动悸而脉结代者，乃气虚血少，血不养心之故，宜用炙甘草汤益气养血，滋阴复脉。方中炙甘草甘温复脉，以利心气；人参、大枣补气益胃；桂枝、生姜辛温通阳；地黄、阿胶、麦冬、麻仁为伍，滋阴补血，以养心阴。诸药配合，能使气血充盈，则心动悸而脉结代之症可解。

若热病后期，损及心阴而致心悸者，则用生脉散益气养阴。本方人参补益元气；麦冬养阴；五味子收敛耗散之心气。三药合用，有益气养阴补心之功。

3．阴虚火旺证

主症：心悸虚烦，潮热盗汗。

兼次症：头晕目眩，口干多梦，耳鸣腰酸。

舌象：舌红质干，苔净或少。

脉象：细数或细结代。

病机概要：肾阴不足，水不济火，心火内动。

治法：滋阴清热，养心安神。

方药：天王补心丹加减。本方出自《摄生秘剖》。方中生地、玄参，补水所以制火，取既济之义也；丹参、当归补血养心；血生于气，人参、茯苓益心气；人参合麦冬、五味子，又为生脉散。盖心主脉，肺为心之华盖而朝百脉，补肺生脉。天冬滋肾降火；远志、枣仁、柏仁养心神。而枣仁、五味子，酸以收之，又以敛心气之耗散也。桔梗清肺利膈取其载药上浮而归于心，故以为使。朱砂色赤入心，镇心安神。全方具有滋阴清热，养心安神的功效。

若见虚烦咽燥、口干口苦等热象较著者，可用朱砂安神丸主之。方中朱砂重镇安神；当归、生地养血滋阴；黄连清热泻火。诸药为伍，有泻心火，养心阴，补心血，宁心神之功效，为治疗心神不安、烦躁心悸的常用方药。如阴虚火旺而兼见五心烦热、梦遗腰酸者，乃阴虚相火妄动之故，可用知柏地黄丸化裁以滋阴降火。

4. 心阳不振证

主症：心悸胸闷，形寒肢冷。

兼次症：面色㿠白，遇寒加重，体倦懒言。

舌象：舌体胖，苔白。

脉象：沉迟或结代。

病机概要：阳气衰弱，损伤心阳，心失温养。

治法：温补心阳，安神定悸。

方药：桂枝甘草龙骨牡蛎汤加减。本方出自《伤寒论》。方中桂枝、甘草温补心阳；龙骨、牡蛎安神定悸。如病情严重，汗出肢冷，面青唇紫，喘不得卧者，可加人参、附子以温阳益气，加服黑锡丹以回阳救逆。

5. 痰火扰心证

主症：心悸而烦，胸闷呕恶。

兼次症：口苦痰多，失眠多梦，头晕目眩，耳鸣腰酸。

舌象：舌红质干，苔黄或薄腻。

脉象：滑数或结代。

治法：清热化痰，宁心定悸。

病机概要：痰热内盛，化火生热，心火亢盛。

方药：温胆汤加黄连、山栀。本方出自《备急千金要方》。方中陈皮、半夏、茯苓、枳实理气化痰，和胃降逆；黄连、山栀、竹茹清心降火，宁心安神。若心悸惊惕不安者，加龙齿、珍珠母、百合以安神定志；若饮食停滞，胃中不和者，加神曲、焦山楂、莱菔子以消导和中，宁心定志。

6. 水气凌心证

主症：心悸眩晕，胸闷喘咳。

兼次症：咳吐痰涎，肢肿尿少，不能平卧。

舌象：舌苔白腻或白滑。

脉象：沉滑结代。

病机概要：脾肾阳虚，水饮内停，上凌于心。

治法：振奋心阳，化气行水。

方药：苓桂术甘汤加减。本方出自《伤寒论》。方中茯苓淡渗利水；桂枝、甘草通阳化气；白术健脾祛湿。如水饮上逆，恶心呕吐者，加半夏、陈皮、生姜之品以和胃散饮。如肾阳虚衰不能制水，水气凌心，心悸喘咳，不能平卧，小便不利，浮肿较甚者，宜用真武汤加减，以温阳行水。正如离照当空，则阴霾自散。

7. 心血瘀阻证

主症：心悸不宁，胸痛时作。

兼次症：面晦唇青，爪甲色黯，肌肤甲错。

舌象：舌质紫黯或有淤斑。

脉象：涩或结代。

治法：活血化瘀，理气通络。

病机概要：心脉瘀阻，血运不畅，心失所养。

方药：血府逐瘀汤加减。本方出自《医林改错》。方中当归、赤芍、桃仁、红花活血祛瘀，通脉宁心；柴胡疏肝，枳壳理气，一升一降，调整气机。取气为血帅，气行则血行之意。可加入桂枝、甘草以通阳气，龙骨、牡蛎以镇心安神。若伴胸痛甚者，可酌加降香、郁金、延胡索以活血理气止痛。

若血瘀较轻者，可改用丹参饮为治。方中丹参活血化瘀；檀香温中理气，兼治心腹诸痛；砂仁温胃畅中，能疏散胸中郁闷。三药相伍，活血散瘀，理气止痛，使心络通畅，则悸痛自宁。

六、其他治疗

（一）中成药

1. 气血两虚证

（1）补心气口服液：补益心气，定悸安神。每次 10mL（1 支），每日 3 次，疗程 4 周。

（2）参麦口服液：益气养阴，宁心安神。每次 10mL（1 支），每日 3 次，疗程 4 周。

2. 心阴不足证

（1）滋心阴口服液：滋养心阴，通络定悸。每次 10mL（1 支），每日 3 次，疗程 4 周。

（2）稳心颗粒：滋养心阴，安神定悸。每次 9g（1 袋），每日 3 次，疗程 4 周。

3. 心阳不振证

（1）麝香保心丸：芳香温通，益气活血。每次 45mg（2 粒），口服或舌下含服，每日 3 次，疗程 2 周。

（2）参附注射液：温阳益气，扶正固本。每次 20～40mL，稀释后静脉滴注，每日 1 次，疗程 2 周。

4. 痰火扰心证

清开灵注射液：清心泻火，化痰开窍。每次 20～40mL，稀释后静脉滴注，每日 1 次，疗程 2 周。

5. 水气凌心证

（1）宁心宝胶囊：补虚损，益精气。每次 0.5g（2 粒），每日 3 次，疗程 4 周。

（2）金匮肾气丸：温补心肾，化气行水。每次 6g（10 粒），每日 3 次，疗程 4 周。

6．心血瘀阻证

（1）复方丹参滴丸：活血理气，化瘀通络。每次 250mg（10 粒），口服或舌下含服，每日 3 次，疗程 4 周。

（2）地奥心血康：活血行气，宁心定悸。每次 200mg（2 粒），每日 3 次，疗程 4 周。

（3）复方丹参注射液：行气活血，化瘀通络。每次 20～40mL，稀释后静脉滴注，每日 1 次，疗程 2 周。

（二）针灸

（1）体针：①期前收缩：主穴取内关、神门、心俞、厥阴俞。心气虚加关元、膻中、足三里；气阴两虚加三阴交、肾俞，血脉瘀阻加膻中、膈俞。手法平补平泻，留针 10～20 分钟。②室上速、房颤：内关透外关、合谷、厥阴俞，强刺激不留针。③缓慢性心律失常：针刺双侧内关、太渊二穴，捻针 20 分钟；或取人中、膻中、心俞穴，人中穴向鼻中隔斜刺 0.5 寸，雀啄手法，另两穴用捻转补泻法，每日施针 1～2 次。

（2）耳针：选心、皮质下、交感、神门。每次 2～3 穴，捻转轻刺激，留针 15 分钟。

（3）三棱针：①阵发性室上速：首选心俞、神门，配穴足三里、三阴交，电刺出血少量，隔日 1 次。②缓慢性心律失常：用三棱针刺人中、涌泉穴，配合毫针刺内关穴，艾条灸百会、足三里穴，隔日 1 次。

（4）穴位注射：主穴取内关、心俞、厥阴俞、足三里。心动过速配间使，心动过缓配通里。每次选 2～3 穴，用当归注射液 1mL 注射，隔日 1 次。

七、转归与预后

（1）心律失常的转归和预后与发病原因、体质禀赋、诊疗经过、心功能状况、血流动力学指征及原发疾病情况有关。临床上，有一部分无明显器质性心脏病的基本健康者发生心律失常。窦性心律不齐、暂时性心动过缓，或偶发期前收缩，在正常人群中相当多见而不影响健康。

（2）发生于器质性心脏病基础上的心律失常包括期前收缩、室上性心动过速及心房颤动，大多数预后良好。室性快速性心律失常和心率极慢的完全性房室传导阻滞、心室自主心律、重度病态窦房结综合征，可迅速导致循环功能严重障碍而危及生命。

（3）发生在器质性心血管疾病基础上的心律失常，若心脏病严重，有心功能不全或严重心肌缺血者，预后较差。

八、护理与康复

1．护理 中医护理强调三分治、七分养，防重于治的原则。在临床护理中，要在中医整体观、辨证观的指导下，根据患者病情、体质状况、心理因素及社会环境，提出因时、因地、因人而异的护理措施以及健康指导。

（1）情志调节：心律失常患者，特别是伴有器质性心血管疾病者，大多心理压力大。由于病情日久、反复发作，所以患者常伴有焦虑、紧张、恐惧、绝望等心理，给治疗增加难度。所以，要正确理解患者，用诚恳的态度、和蔼的语言，鼓励患者树立战胜疾病的信心；使患者知晓情绪激动、紧张焦虑是心律失常的易发因素，解除患者恐惧心理，克服消极情绪；同时调动家属的积极性，配合治疗。

（2）起居适宜：根据发病病因、原有器质性心脏病、心律失常性质和程度而定。原发性无器质性心脏病的心律失常患者，良性心律失常或健康人的心律失常，不需要限制活动、工作。对有器质性心脏病的心律失常患者，尤其是重度或频繁发作的患者需定期复诊或住院治疗。

（3）饮食合理：指导患者科学搭配饮食，多食蔬菜、蛋白质类食物，少食动物脂肪及胆固醇含量较高的食物，忌烟酒、咖啡等刺激之品，保持大便通畅。

（4）病情观察：对病情危重的患者，要密切观察生命体征，进行心电监护，详细记录患者的症状和体征变化，发现异常立即报告医师；卧床患者要做好皮肤护理，防止褥疮发生。

2. 康复

康复医疗是保证临床疗效、促进病情痊愈的重要环节。包括心理疏导、生活调理、居室适宜、医患配合四个方面。

（1）心理疏导：情绪波动是影响心律失常患者康复、造成病情加重或心源性猝死的重要原因之一。加强心理疏导，主动向患者讲解相关知识及注意事项，消除恐惧与紧张心理，保持情绪稳定，有利于促进病情缓解和康复。

（2）生活调理：除了精神上的安慰治疗，在生活上也应关心指导。饮食应以易消化、多维生素、低盐、低脂肪及充足的蛋白质为原则。严重患者，要注意有无心力衰竭、低血钾、低钠等情况，选择合理膳食。

（3）居室适宜：要保持居室光线柔和，空气新鲜，环境安静。住院患者应备有氧气及抢救设备，以及意外时的紧急呼救设施。对严重心律失常患者，应在监护条件下严密观察病情变化，并准备好除颤及心脏起搏设备。

（4）医患配合：根据患者病情，采取不同的治疗措施。病情稳定患者应定期到门诊复查，接诊医师做好病历记录，保证后续治疗及康复；病情加重或长期不愈者，要及时采取治疗措施，避免并发症或突发心血管事件，使患者早日康复。

九、预防措施

（1）控制发病因素：中医强调未病先防，内养正气，预防为先。同时积极治疗原发病，患者病情严重时应绝对卧床休息；发作程度较轻患者可以根据原发心脏病的病情及体力状况而决定适当的活动、休息。

（2）注意气候变化：季节变化、寒冷骤变是本病常见的诱发因素。应根据四季交替，及时调整衣物；尤其在晨暮时段，外出更需谨慎，避免前胸后背触感寒冷或遭受酷热，诱发本病。

（3）避免情志过激：七情过激，均可导致体内气机失常。因此，要注意精神调摄，不可过喜，不宜恼怒，保持心情舒畅，平心静气面对生活。

（4）密切观察病情：定期复查，注意血压、脉搏、心率和节律的变化。突然出现的心率过快、过慢、不齐，或有明显的心悸、气短、心前区不适、血压下降，应及时检查，采取相应的治疗措施。

第六节 高血压

高血压是指在静息状态且未用抗高血压药情况下，动脉收缩压≥140mmHg 和（或）舒张压≥90mmHg，常伴有脂肪和糖代谢紊乱，以及心、脑、肾和视网膜等器官功能性或器质性改变，以器官重塑为特征的全身性疾病，病因迄今尚未完全阐明。高血压是最常见的心血管疾病之一。

一、诊断要点

（一）症状

部分患者起病隐匿，症状不明显；部分患者可出现头晕、头痛、心悸、后颈项强痛不适，后枕部或颞部搏动感，情绪易波动或发怒等。病程后期心脑肾等靶器官受损或有合并症时，可出现相应的症状。

（二）体征

高血压主要依靠测量血压时发现，本身无特殊体征，当合并并发症时有相应体征。高血压常见并发症有脑血管意外、心功能不全、肾功能衰竭及主动脉夹层动脉瘤等。

左心室肥厚的可靠体征为抬举性心尖搏动，表现为心尖搏动明显增强，搏动范围扩大及心尖搏动左移，提示左心室增大。主动脉瓣区第 2 心音可增强，带有金属音调。合并冠心病时可有心绞痛、心肌梗死和猝死，晚期可发生心力衰竭。

脑血管合并症是我国高血压最常见的合并症，年发病率为 120/10 万～180/10 万，是急性心肌梗死的 4～6 倍。早期可有一过性脑缺血发作，还可发生脑血栓形成、脑栓塞（包括脑腔隙性脑梗死）、高血压脑病及颅内出血等。如病变仅累及一侧大脑半球，对侧肢体出现无力或瘫痪；如病变累及大脑皮层，可出现失语和癫痫样发作；病变累及脑干和小脑，可有双侧肢体无力、感觉缺失、小脑性共济失调、眼球震颤和复视。

眼底血管被累及可出现视力进行性减退；肾脏受累时尿液中可有少量蛋白和红细胞，严重者可出现肾功能减退的表现。

（三）实验室辅助检查

（1）血压的测量：测量血压是诊断高血压和评估其严重程度的主要依据。目前评价血压水平的方法有以下三种：①诊所偶测血压：诊所偶测血压（简称偶测血压）是由医护人员在标准条件下按统一的规范进行测量，是目前诊断高血压和分级的标准方法。应相隔 2 分钟重复测量，以两次读数平均值为准，如两次测量的收缩压或舒张压读数相差超过 5mmHg，应再次测量，并取 3 次读数的平均值。②自测血压：采用无创半自动或全自动电子血压计在家中或其他环境中患者给自己测量血压，称为自测血压或家庭测压。自测血压通常稍低于偶测血压，其正常上限参考值为135/85mmHg。自测血压可在接近日常生活的情况下获得多次测量值，从而可提供日常状态下有价值的血压信息，成为偶测血压的重要补充，在诊断单纯性诊所高血压，评价降压治疗的效果，改善治疗的依从性等方面极其有益。③动态血压监测：一般监测的时间为 24 小时，测压时间间隔为 15～30 分钟，白天和夜间的测压时间间隔宜相同。如仅做诊断评价亦可仅监测白天血压。动态血压监测提供 24 小时中白天和夜间各时间段血压的平均值和离散度，可较为客观和敏感地反映患者的实际血压水平，且可了解血压的变异性和昼夜变化节律性，估计靶器官损害与预后，比偶测血压更为准确。动态血压监测的参考标准正常值为：24 小时＜130/80mmHg，白天＜135/85mmHg，夜间＜125/75mmHg。夜间血压均值一般较白天均值低 10%～20%。正常血压波动曲线状如长柄勺，夜间 2～3 时处于低谷，凌晨迅速上升，上午 6～8 时和下午 4～6 时出现两个高峰，尔后缓慢下降。高血压患者的动态血压曲线亦类似，但水平较高，波动幅度较大。

（2）尿液检查：肉眼观察尿的透明度、颜色，有无血尿；测比重、pH、蛋白和糖含量，并做镜检。注意肾损伤变化。尿比重降低（＜1.010）提示肾小管浓缩功能障碍。正常尿液 pH 在 5.0～7.0 之间，原发性醛固酮增多症呈代谢性碱中毒，尿反呈酸性。

（3）血液生化检查：测定血钾、尿素氮、肌酐、空腹血糖和血脂，注意肾功能损伤的变化等。

（4）胸部 X 线片检查：心胸比＞0.5 时，提示心脏受累，多因左心室肥厚和扩大。

（5）心电图检查：可诊断高血压患者是否合并左心室肥厚、左心房负荷过重及心律失常。

（6）超声心动图（UCG）检查：UCG 能更为可靠地诊断左心室肥厚，其敏感性较心电图高 7～10 倍。测定计算所得的左心室重量指数，是一项反映左心室肥厚及其程度的较为准确的指标，与病理解剖的符合率和相关性极好。UCG 还可评价高血压患者的心脏功能，包括收缩功能、舒张功能和左心室射血分数。如疑有颈动脉、外周动脉和主动脉病变，应做血管超声检查；疑有肾脏疾病者，应做肾超声图。

（7）眼底检查：可发现眼底血管和视网膜因高血压而发生的病理改变，血管病变包括动脉变细、扭曲、反光增强、交叉压迫及动静脉比例降低。视网膜病变包括出血、渗出、视乳头水肿等。高血压眼底病变可分为四级：Ⅰ级：视网膜小动脉出现轻度狭窄、硬化、痉挛和变细；Ⅱ级：小动脉呈中度硬化和狭窄，出现动脉交叉压迫征，视网膜静脉阻塞；Ⅲ级：动脉中度以上狭窄伴局部收缩，视网膜有棉絮状渗出、出血和水肿；Ⅳ级：视神经乳头水肿并有Ⅲ级眼底的各种改变。高血压眼底改变与病情严重程度和预后相关，Ⅲ级和Ⅳ级眼底病变是急进型和恶性高血压诊断的重要依据。

（四）血压变化

高血压初期血压呈波动性，血压可暂时性升高，但仍可自行下降和恢复正常。血压升高与情绪激动、精神紧张、焦虑及体力活动有关，休息或去除诱因后，血压便下降，在同一天血压亦可呈明显的变化。随病程迁延，尤其在并发靶器官损害或有合并症之后，血压逐渐呈稳定和持久性升高，此时血压仍可波动，但多数时间血压处于正常水平以上，情绪和精神变化可使血压进一步升高，休息或去除诱因并不能使之满意下降和恢复正常。有的患者在医院或诊所血压持续和明显升高，而回到家或在医院外的环境中血压正常，此种状况称为"白大衣高血压"，现多称为"单纯诊所高血压"。怀疑为单纯诊所高血压，应采取其他测量方法，如家庭自测血压或动态血压监测等加以证实或排除。

（五）高血压的诊断及分级标准

2005 年中国高血压防治指南对高血压的定义见表 2-1。

表 2-1　血压水平的定义和分类

类别	收缩 （mmHg）	舒张压（mmHg）
正常血压	<120	<80
正常高值	120～139	80～89
高血压：	≥140	≥90
1 级高血压（轻度）	140～159	90～99
2 级高血压（中度）	160～179	100～109
3 级高血压（重度）	≥180	≥110
单纯收缩期高血压	≥140	<90

若患者的收缩压与舒张压分属不同的级别时，则以较高的分级为准。单纯收缩期高血压也可按照收缩压水平分为 1、2、3 级。

以上高血压的诊断必须以非药物状态下 2 次或 2 次以上的非同日多次重复血压测定所得的平均值为标准，偶尔 1 次血压增高不能诊断为高血压，必须重复和进一步观察。

（六）高血压的危险分层

表 2-2 列出了危险分层中常用的危险因素、靶器官损害、糖尿病和并存的临床情况。

表 2-2　影响预后的因素

心血管病的危险因素	靶器官的损害（TOD）	糖尿病	并存的临床情况（ACC）
收缩压和舒张压水平	心电图：左心室肥厚	空腹血糖多≥	脑血管病：
（1～3 级）	超声心动图：左心室质	7.0mmol/L	缺血性卒中
	量指数升高	（126mg/dL）	脑出血
男性>55 岁	或 X 线：心脏摄影扩大	餐后血糖≥	短暂性脑缺血发作
女性>65 岁	颈动脉超声：动脉壁增厚	11.1mmol/L	
	或动脉粥样硬化性斑块	（200mg/dL）	心脏疾病：
吸烟			心绞痛
			心肌梗死
血脂异常			冠状动脉血运重建
TC≥5.7mmoL/L（220mg/dL）；	血清肌酐轻度升高		充血性心力衰竭
或 LDL-c>3.6mmol/L	男性 115～133mmol/L		
（140mg/dL）	（1.3～1.5mg/dL）		肾脏疾病：
或 HDL-c<1.0mmol/L	女性 107～124mmol/L		糖尿病肾病
（40mg/dL）	（1.2～1.4mg/dL）		肾功能受损
			血清肌酐
早发心血管病家族史			男性>133mmol/L
	微量白蛋白尿		（1.5mg/dL）

续表

心血管病的危险因素	靶器官的损害（TOD）	糖尿病	并存的临床情况（ACC）
腹型肥胖	尿白蛋白 30～300mg/24h		女性＞124mmol/L
WC 男性≥85cm	白蛋白/肌酐比：		（1.4mg/dL）
女性≥80cm	男性≥22mg/g		蛋白尿＞300mg/24h
肥胖 BMI≥28kg/m²	（2.5mg/mmol）		
	女性≥31mg/g		外周血管疾病
缺乏体力活动	（3.5mg/mmol）		
			视网膜病变：
高敏 C 反应蛋白≥3mg/L			出血或渗出
或 C 反应蛋白≥10mg/L			视乳头水肿

注：TC：总胆固醇；LDC-c：低密度脂蛋白胆固醇；HDL-c：高密度脂蛋白胆固醇；BMI：体重指数；WC：腰围。

高血压的危险分层：见表 2-3。

表 2-3　按危险分层，量化估计预后

其他危险因素和病史	血压（mmHg）		
	1 级高血压	2 级高血压	3 级高血压
	SBP140～159 或 DBP90～99	SBP160～179 或 DBP100～109	SBP≥180 或 DBP≥110
Ⅰ无其他危险因素	低危	中危	高危
Ⅱ1～2 个危险因素	中危	中危	很高危
Ⅲ≥多 3 个危险因素	高危	高危	很高危
靶器官损害或糖尿病 Ⅳ并存的临床情况	很高危	很高危	很高危

二、鉴别诊断

成人高血压中有 5%～10%可查出高血压的具体原因。通过临床病史，体格检查和常规实验室检查可对继发性高血压进行简单筛查。以下线索提示有继发性高血压可能：①严重或顽固性高血压；②年轻时发病；③原来控制良好的高血压突然恶化；④突然发病；⑤合并周围血管病的高血压。

（1）肾实质性高血压：肾实质性高血压是常见的继发性高血压，以慢性肾小球肾炎最为常见，其他包括结构性肾病和梗阻性肾病等。应对所有高血压患者初诊时进行尿常规检查以筛查除外肾实质性高血压。体检时双侧上腹部如触及块状物，应疑为多囊肾，并做腹部超声检查，有助于明确诊断。测尿蛋白、红细胞和白细胞及血肌酐浓度等有助于了解肾小球及肾小管功能。

（2）肾血管性高血压：肾血管性高血压是继发性高血压的第二位原因。国外肾动脉狭窄患者中有 75%是由动脉粥样硬化所致（尤其在老年人）。大动脉炎是我国年轻人肾动脉狭窄的重要原因之一。纤维肌性发育不良在我国较少见。肾动脉狭窄体征是脐上闻及向单侧传导的血管杂音，但不常见。实验室检查有可能发现高肾素、低血钾。肾功能进行性减退和肾脏体积缩小是晚期患者的主要表现。超声肾动脉检查、增强螺旋 CT、磁共振血管造影、数字减影等都有助于诊断。肾动脉彩色多普勒超声检查是敏感和特异性很高的无创筛查手段。肾动脉造影可确诊。

（3）嗜铬细胞瘤：肾上腺髓质或交感神经节等嗜铬细胞瘤可间歇或持续性分泌过多的肾上腺素和去甲肾上腺素，出现阵发性或持续性血压升高。凡血压波动明显，阵发性血压增高伴心动过速、头痛、出汗、苍白等症状，对一般降压药无效，或高血压伴血糖升高、代谢亢进等表现者均应疑及本病。嗜铬细胞瘤是一种少见的继发性高血压，尿与血儿茶酚胺检测可明确是否存在儿茶酚胺分泌亢进。超声或 CT 检查可做出定位诊断。

（4）原发性醛固酮增多症：本症系肾上腺皮质增生或肿瘤分泌过多醛固酮所致。临床以长期高血压伴顽固的低血压为特征，可有肌无力、周期性瘫痪、烦渴、多尿等。血压多为轻、中度增高。实验室检查有低血钾、高血钠、代谢性碱中毒、血浆肾素活性降低、尿醛固酮排泄增多等。检测血钾水平可作为筛查方法。停用影响肾素的药物（如 ACEI 等）后，血浆肾素活性显著低下（＜1ng/mL·h），且血浆醛固酮水平明显增高可提示该病。血浆醛固酮（ng/dL）与血浆肾素活性（ng/mL·h）比值＞50，则高度提示原发性醛固酮增多症。CT 及 MRI 检查有助于确定是腺瘤或增生。螺内酯试验阳性具有诊断价值。

（5）柯氏综合征：此病系肾上腺皮质肿瘤或增生分泌糖皮质激素过多所致。除高血压外，有向心性肥胖、满月脸、水牛背、皮肤紫纹、毛发增多、血糖增高等特征。柯氏综合征中有80%伴高血压。患者典型体型常提示此综合征。若24小时尿氢化可的松水平＞110nmoL/L（40ng）时，则高度提示本病。

（6）主动脉缩窄：主动脉缩窄多见于先天性血管畸形，少数为多发性大动脉炎所致。特点为上肢血压增高而下肢血压不高或降低，呈上肢血压高于下肢血压的反常现象。在肩胛间区、胸骨旁、腋部可有侧支循环动脉的搏动或杂音，腹部听诊有血管杂音，胸部 X 线摄影可显示肋骨受侧支动脉侵蚀引起的切迹，主动脉造影可明确诊断。

（7）药物诱发的高血压：升高血压的药物有甘草、口服避孕药、类固醇、非甾体抗炎药、可卡因、安非他明、促红细胞生成素和环孢素等。

三、中医证候学特征

高血压大多属中医眩晕范畴，多在中年以后发病，临床上常见眩晕、头痛等症状。其病机主要为肝肾阴阳失调、水不涵木，痰瘀阻络，气血亏虚，清浊升降失常。

（1）主症特征：头晕、头痛，甚者肢体麻木。

（2）次症特征：分七种特征：①肝火上炎特征：伴见目赤口苦，烦躁易怒，舌质红苔黄，脉弦数。②痰浊上蒙特征：伴见头重如蒙，头胀昏晕，胸闷脘胀，恶心，呕吐痰涎，苔白腻，脉弦滑。③瘀血阻窍特征：伴见眩晕耳鸣，面唇紫黯，舌质紫黯有淤点或淤斑，苔白，脉弦涩或细涩。④肝阳上亢特征：伴见眩晕耳鸣，遇劳、恼怒则加重，眼干涩，口干少津，腰膝酸软，肢麻震颤，或颜面潮红，失眠多梦，舌红苔黄少津，脉弦细数。⑤肾精不足特征：伴见腰膝酸软，健忘早衰，舌质淡红，苔薄白，脉沉细弱。⑥气血亏虚特征：伴见倦怠懒言，少气自汗，面色无华，心悸不寐，舌质淡嫩，苔薄白，脉细弱。⑦阴阳两虚特征：伴见眼花，耳鸣，腰膝酸软，遗精阳痿，肢冷麻木，夜尿频数或少尿水肿，舌质淡紫，苔白，脉沉弦细。

四、据证析因，推断病机

本病的发生多由年老肾虚、饮食失节、情志不遂、先天禀赋不足等所致，是本虚标实之证，实指风、火、痰、瘀；虚指气、血、阴、阳之虚。病变脏腑以肝、脾、肾为重点，三者之中又以肝为主。临床表现在头窍，体质的阴阳偏盛偏衰、禀赋不足、脏腑亏损等均为发病的内因，过度精神紧张或强烈精神刺激是发病常见因素。病机主要为阴阳气血失调，病理因素主要为风、火、痰、瘀、虚。临床根据其兼次症可辨别证候的病因病机属风、火、痰、瘀的哪一种，属虚实的哪一类。临床伴见目赤口苦，烦躁易怒，舌质红苔黄腻，脉弦数，多属肝火上炎清空，湿热蕴蒸中焦；伴见头重如蒙，头胀昏晕，胸闷脘胀，恶心，呕吐痰涎，苔白腻，脉弦滑，多属痰浊上蒙，胃失和降；伴见眩晕、耳鸣，面唇紫黯，舌质紫黯有淤点或淤斑，苔白，脉弦涩或细涩，多属瘀阻清窍；伴见眩晕耳鸣，遇劳、恼怒则加重，腰膝酸软，肢麻震颤，或颜面潮红，失眠多梦，舌红苔黄，脉弦细数，多属肝肾阴虚，肝阳上亢；伴见腰膝酸软，健忘早衰，舌质淡红，苔薄白，脉沉细弱，多属肾精亏虚，清窍失濡；伴见倦怠懒言，少气自汗，面色无华，心悸不寐，舌质淡嫩，苔薄白，脉细弱，多属气血亏虚，元神失养；伴见眼花，耳鸣，腰膝酸软，遗精阳痿，肢冷麻木，夜尿频数或少尿水肿，舌质淡紫，苔白，脉沉弦细，多属阴阳两虚，髓海失养。

五、辨证论治

（一）辨证要点

本病的辨证当分清标本虚实及虚实兼夹，辨证总为风、痰、虚、火、瘀。本虚多为肝肾阴虚、肾精不足、气血亏虚、阴阳两虚；标实多为风、火、痰、瘀。肝肾阴阳失调、清浊升降失常是本病主要病机。早期以实证为多，晚期以虚证为多，虚、痰、瘀可互为因果，正虚可以导致邪实，邪实亦可加重正虚。本病的病位在肝，涉及肾、脾、心。

（1）辨主症特征：头晕、头痛、肢体麻木。

（2）辨病机要点：结合病史、兼次症及舌脉，分清标本虚实，确定治疗原则。

（二）治疗原则

高血压多由于阴阳失衡，气血失调，肝之疏泄失常，肝肾子母涵养失职，水不涵木，致使木郁火炎，肝阳上亢，肝胜乘脾，体内环境紊乱，风、火、痰、瘀、虚致清窍失养所致。治疗总则应"平调阴阳，理肝祛邪"。

早期的证候特点，是正气盛而邪气实，治宜理肝祛邪。中期的证候特点，是肝肾阴虚、风阳上扰、阴阳失衡，治宜滋肾平肝，平调阴阳。后期的证候特点，肾精不足，气血亏虚、阴阳两虚，治宜补益阴阳气血之虚，滋补肾精之亏损。虚损者补其不足，以平为期，获其阴阳之平衡。

（三）分类论治

中医治疗高血压从辨证求因，审因论治着手，类证分为七大证型。其病机无外乎阴阳失衡，故治疗大法应是平调阴阳；病位在肝，或因肝火上炎，或因肝阳亢盛，或因肝肾阴虚等等。本着虚补实泻的原则，清肝、平肝、柔肝、养肝、理肝祛邪，以获阴阳平衡。

1. 肝火上炎证

主症：头痛，头晕。

兼次症：目赤口苦，烦躁易怒。

舌象：舌质红，苔黄腻。

脉象：弦数。

病机概要：肝火上炎清空，湿热蕴蒸中焦。

治法：清肝泻火，清利湿热。

方药：龙胆泻肝汤加减。本方出自《医方集解》。方中用龙胆草、栀子、黄芩、柴胡清肝泻火；木通、泽泻、车前子清利湿热；加草决明、菊花、川牛膝清利头目，引血下行；钩藤、地龙、全蝎平肝息风。若心烦失眠者，加生龙骨（先煎）、生牡蛎（先煎）、磁石（先煎）；若肢体麻木、震颤者，加僵蚕、地龙、全蝎；如大便秘结者，可加大黄以通腑泄热；若阳盛生风眩晕，加天麻息风。

2. 痰浊上蒙证

主症：头重如蒙，头胀昏晕。

兼次症：胸闷脘胀，恶心，呕吐痰涎。

舌象：舌质黯红，苔白腻。

脉象：弦滑。

病机概要：痰浊上蒙，胃失和降。

治法：祛痰降浊，健脾和胃。

方药：半夏白术天麻汤加减。本方出自《医学心悟》。方中姜半夏、胆南星、石菖蒲祛痰降浊，开窍醒脑；天麻、蔓荆子息风平肝，清利头目；白术、茯苓、陈皮、白蔻健脾化湿，和胃止呕。若痰阻血瘀，心胸胁胀痛者加丹参、延胡索以活血止痛；若脘闷腹胀，纳呆便溏者，加砂仁（后下）、藿香以温脾暖胃，行气化浊；若痰浊化热，舌苔黄腻者，加黄连以清热燥湿。

3. 瘀血阻窍证

主症：头痛如劈，午后甚重，眩晕耳鸣。

兼次症：面唇紫黯。

舌象：舌质紫黯有淤点或淤斑，苔白。

脉象：弦涩或细涩。

病机概要：瘀阻清窍。

治法：祛瘀生新，通窍活络。

方药：通窍活血汤加减。本方出自《医林改错》。方中用川芎、赤芍、桃仁、红花活血化瘀，祛瘀通络；麝香、老葱开窍醒脑，通阳散结；神疲乏力，少气自汗兼气虚者，加黄芪以补气固表止汗；若兼血瘀化热者，加地骨皮以清虚热。眩晕重者加天麻、钩藤、草决明、川牛膝平肝息风，引血下行。

4. 肝阳上亢证

主症：头痛热胀，眩晕耳鸣。

兼次症：遇劳、恼怒则加重，腰膝酸软，肢麻震颤，或颜面潮红，失眠多梦。

舌象：舌质红苔黄。

脉象：弦细数。

病机概要：肝肾阴虚，肝阳上亢，肝风上翔。

治法：平肝潜阳，滋肾柔肝。

方药：镇肝息风汤加减。本方出自《医学衷中参西录》。方中重用川牛膝以引血下行，平其亢盛之风阳；白芍、龟板、玄参、天冬、龙骨、牡蛎滋阴潜阳，柔肝息风；青蒿、川楝子清泻肝气；代赭石、生麦芽降逆和胃。若肝火过盛者，加丹皮、夏枯草、菊花。

5. 肾精不足证

主症：头痛昏晕，目涩耳鸣。

兼次症：腰膝酸软，健忘早衰。

舌象：舌质淡红，苔薄白。

脉象：沉细弱。

病机概要：肾精亏虚，清窍失濡。

治法：滋肾益精，补脑醒神。

方药：左归丸加减。本方出自《景岳全书》。方中用熟地、山茱萸、枸杞子滋补肾阴；龟甲胶、鹿角胶、菟丝子益精补髓；山药补脾益阴；川牛膝引血下行；石菖蒲、天麻开窍醒脑，息风平晕。若阴损及阳，肾阳虚明显，表现为四肢不温、形寒怕冷、精神萎靡、舌淡脉沉者，可予右归丸温补肾阳，填精补髓。

6. 气血亏虚证

主症：头晕昏痛。

兼次症：遇劳加重，倦怠懒言，少气自汗，面色无华，心悸不寐。

舌象：舌质淡嫩，苔薄白。

脉象：细弱。

病机概要：气血亏虚，元神失养。

治法：补气生血，养脑醒神。

方药：归脾汤加减。本方出自《正体类要》。方中重用黄芪益气生血，当归补血活血，为当归补血汤以补气生血；阿胶、紫河车粉（冲服）、龙眼肉补血养心，以增补血之功；白术健脾运化，则气血生化有源；木香调理脾胃气机，茯神、远志、枣仁养心安神；白芍、天麻柔肝息风。若心悸不宁者，加龙眼肉、柏子仁、朱砂；若阴血亏虚者，加枸杞、阿胶、首乌；若气虚湿盛便溏者，加薏苡仁、炒扁豆、怀山；若自汗时出，易于感冒，当重用黄芪；若中气不足，清阳不升，可合用补中益气汤。

7. 阴阳两虚证

主症：头痛头晕，眼花，耳鸣。

兼次症：腰膝酸软，遗精阳痿，肢冷麻木，夜尿频数或少尿水肿。

舌象：舌质淡紫，苔白。

脉象：沉弦细。

病机概要：阴阳两虚，髓海失养。

治法：滋肾益精，温肾补阳。

方药：肾气丸加味。本方出自《金匮要略》。方中用熟地、山茱萸、山药滋肾益精；泽泻、丹皮、茯苓泄浊、清肝、渗湿；补中有泻，寓泻于补，三阴并治，滋肾益精。用肉桂、附子少量温肾药于滋肾药中，取少火生气之义，故名"肾气"，以获温肾益阳的功效，滋阴而不腻，温阳而不燥。真可谓"善补阳者必于阴中求阳，善补阴者必于阳中求阴"，以收阴阳双补之功效。加入川牛膝、草决明、天麻、菊花以引血下行，息风平晕。若兼见手足心热、盗汗、咽干、舌红少苔等虚火上炎征象者，加知母、黄柏、龟甲（先煎）以滋阴泻火。若畏寒肢冷甚、小便清长、面色㿠白者，加鹿角胶（烊化）、杜仲，以温阳补肾。

六、其他治疗

（一）中成药

（1）全天麻胶囊：每次 3 粒，每日 3 次。适用于肝肾阴虚，肝阳上亢型。

（2）夏桑菊：每次 1 小包，每日 3 次。适用于肝火上炎型。

（3）杞菊地黄丸：每次 6g，每日 3 次。适用于阴虚阳亢型。

（4）附桂八味丸：每次 6g，每日 3 次。适用于阴阳两虚型。

（5）复方罗布麻片：每次 2 粒，每日 3 次。适用于肝阳上亢、痰浊中阻、血脉瘀阻型。

（6）松龄血脉康：每次 4 粒，每日 3 次。适用于血脉瘀阻型。

（二）针灸

1. 体针

主穴：风池、曲池、足三里、太冲。

辨证配穴：肝火炽盛加行间、太阳。阴虚阳亢加太溪、三阴交、神门。痰湿内盛加丰隆、内关。阴阳两虚加气海、关元（灸）。

手法：每次选主穴 2 个和配穴 1～2 个，针法平补平泻，留针 20 分钟。

2. 耳针

取穴：皮质下、神门、心、交感、降压沟。

方法：每穴捻针半分钟，留针 30 分钟，每日 1 次。掀针埋藏，或王不留行籽按压，每次选 2～3 穴，可埋针 1～2 天，10 天为 1 疗程。

3. 皮肤针

部位：脊柱两侧，以腰骶椎为重点叩刺部位，并兼叩颈椎、前额、后脑及眼区、四肢末端。

方法：采用轻刺激。先自脊椎部叩起，自上而下，先内侧，后外侧，然后再叩击颈项、头额等部。亦可用中号或大号火罐在除头部以外的上述部位拔罐 10 个左右，时间为 15 分钟。

4. 穴位注射

取穴：①足三里、内关；②合谷、三阴交；③太冲、曲池。

方法：三组穴可交替使用，每穴注射 0.25％盐酸普鲁卡因 1mL，每日 1 次，注射前应作皮试，阴性可用。

5. 穴位埋线

取穴：①曲池、足三里；②心俞、太冲。

方法：每次埋 1 组，埋 15～20 天，两组交替使用。

以上针灸方法，适用于本病阴阳失调者。

七、转归与预后

缓进型高血压发展缓慢，病程可长达二三十年，在早期及时积极治疗，可控制病情的进展，如血压能维持正常或接近正常，则脑、心、肾等并发症不易发生，患者可长期保持一定的劳动能力。若血压进行性增高、眼底病变严重、家族中有早年死于心血管病的病史，以及血浆肾素活性或血管紧张素Ⅱ水平高的患者，则预后较差；如病情发展到晚期，由于有脑、心、肾等脏器的严重损害，发生脑血管意外、心力衰竭、肾功能衰竭的可能性增多，可使劳动力减退或完全丧失。

急进型高血压进展迅速，预后差，平均仅存活 1 年左右，但采取积极治疗措施，有可能使 5 年存活率达到 20%～50%。

高血压的死亡原因，在我国以脑血管意外为最多，其次为心力衰竭和尿毒症。

八、护理与康复

1. 护理措施

护理在高血压的防治中起到不可替代的辅助作用，应当给予足够的重视。实施高血压的护理，应从以下四个方面着手：

（1）监测血压：血压对高血压的防治至关重要，也是预测病情的重要指标。患者每天在安静状态下至少测量 2 次血压，并记录在案，以便动态观察。一般在晨起前或入睡前测，要用固定的血压计并测固定的一侧上肢（最好为右上肢）。

（2）稳定情志：情绪波动和精神紧张常是血压升高的重要诱因，思想负担、恼怒急躁更使病情恶化，是突发脑中风的罪魁。因此护理上务必强调给患者以充分的解释和安慰，以诚相待，亲如家人。充分运用中医"意疗"方法，使患者减轻压力，稳定心态；或采用琴棋书画、音乐游乐等"艺疗"方法，使患者保持乐观情绪，这在高血压的护理上实属首要。

（3）膳食宜忌：①限盐：即低钠饮食。盐是高血压的大忌。一般强调每日食盐量不超过 6g。减盐而不失味的措施有 3 个：一是烹调快好时入盐，既可减盐又保持盐味；二是用香、辣、醋等调味来减盐；三是配入富含钾的薯类、土豆、萝卜、海带等，以便补钾排钠，减少钠盐的蓄积。②低脂饮食：膏粱厚味是高血压的又一忌。脂肪特别是动物脂肪的过量摄入，促使动脉硬化，是高血压诱发和加重的因素之一。因此，忌食过量的高胆固醇食物是饮食护理的要务。③戒烟限酒：烟草中含有毒物质可多达 20 种以上，烟草对人体的危害是慢性中毒，应当戒烟，戒不掉的也应控制在每天吸 5～10 支以下。适量饮酒可使动脉暂时得到松弛，有利于心脑血管病的预防。高血压患者要忌饮烈性酒，可少量饮葡萄酒、黄酒和啤酒。一般一天不超过 15mL 乙醇为度。④提倡饮茶：饮茶对降低血压有利，每日饮用乌龙茶、菊花山楂茶、绿茶，持之以恒，可以辅助降压，应鼓励患者多用。⑤降压食品：经现代药理证实，确有降压效应的食品要多食，如山楂、菊花、萝卜子、玉米、大蒜、葱头、樱桃、苹果、生菜、芹菜、油菜、菠菜、黄花菜、香菇、木耳、茶叶、黄豆及豆制品、牛奶，含碘多的海带、海蜇、紫菜等对降压均有好处，也可多食。⑥主张高钾、高钙饮食：含钾高的有柑橘、土豆、薯类、香蕉、白菜、油菜、榨菜等；高钙饮食以每天摄入 1000mg 为宜，一杯牛奶或豆浆含钙 200mg，另外，硬壳海贝类、紫菜、虾皮等含钙较丰富。⑦长期、规律、按时服药：平素不可自行停药、减药，如有不适或血压不稳，宜及时在医生指导下调整用药。

（4）适量活动：适量运动对降压稳压都有利。一般按个人的兴趣，采用适合的活动方式，如散步、做操、慢跑、打球、游泳、登山、骑车、郊游等等。最少每周活动 2 次，每次 30 分钟左右，其量因人而异。活动后脉搏在 120 次/min 左右为适量。如果舒张压超过 100mmHg 则活动反而有害，常常会导致中风等危症的发生。一般也不宜做剧烈的活动，如急步行走、逆风而行、举重负重等等。体形肥胖者宜控制饮食，减重。

以上可概括为一句话"合理膳食，适量运动，戒烟限酒，心理平衡"（1992 年加拿大维多利亚心脏宣言所提出的健康四大基石）。具体如下：①合理膳食。可概括为两句话，第一句"一、二、三、四、五"，第二句"红、黄、绿、白、黑"。一是指每天一袋牛奶；二是指每天 250g 左右糖类；三是指每日 3 份高蛋白食品；四是指四句话，有粗有细、不咸不甜、三四五顿、七八分饱；五是指每日 500g 蔬菜及水果。红指每日饮 50～100mL 红葡萄酒；黄指黄色蔬菜，如胡萝卜、玉米、西红柿等；绿指绿茶；白指燕麦粉或燕麦片；黑指黑木耳。②适量运动。"阳光、空气、水和体育运动，这是生命和健康的源泉"。运动要坚持有恒、有序、有度的原则。通常掌握"三、五、七"的运动是很安全的："三"指每天步行 3 千米，时间在 30 分钟以上；"五"指每周要运动 5 次以上；"七"指运动后心率加年龄为 170 次/min。③戒烟限酒。酒与烟不同，酒对心血管有双向作用，适量饮酒每日≤15mL 乙醇量，特别是红葡萄酒或绍兴酒还是有益的，但绝不能酗酒。④心理平衡。所有保健措施中，心理平衡是最关键的一项。

2. 康复方法

高血压的康复重点有两个：一是防止并发心脑血管危症；二是防治高血压复发。

高血压心脑血管并发症最危险的就是脑中风和心肌梗死，故在康复措施中最要强调避免情志波动太大，特别要"制怒"。大便干结时不可用力努挣，宜用"开塞露"灌肠法或饮决明菊花茶等；或服"芦荟胶囊"，润肠通便，平素可多饮水，食富含纤维素之水果、蔬菜等。活动时注意轻柔，不要急骤弯腰低头。外出时谨防风寒感冒，并及时退热祛表等等。

高血压最易复发，血压波动不稳，绵延不解，常会累及心、脑、肾等脏器而加重。故宜注意休息，劳逸结合，清淡饮食，心理平衡。

九、预防措施

高血压的主要危险因素有 8 个，即紧张、少动、肥胖、高脂饮食、高盐饮食、吸烟、酗酒和遗传。

一级预防是针对易发人群进行预防，目的是预防高血压发生、发展，降低发病率，主要措施是针对高血压的 8 个危险因素：避免长期精神紧张、工作量超负荷；适量活动，锻炼体格，放松身心；控制体重、合理膳食，限制脂肪摄入，减肥调脂；严格少盐食谱，不可追求"厚味美食"；戒烟限酒，劳逸结合等。

二级预防是针对已患高血压的人群预防。目的是控制其发展，防止并发症，特别是心、脑、肾等靶器官的损害。此时的主要措施：服药，务必按医嘱定时定量，不可停停服服，自行增减，一则不利降压，二则容易产生耐药性。发挥中药"治本"的优势，虚者调肾阳阴，以杞菊地黄为主方

"阳中求阴"；实者痰瘀同治，以温胆汤为主方，配以针灸、推拿、气功等各种治法。

三级预防是高血压的抢救，预防其引起的并发症和死亡。

第七节　感染性心内膜炎

感染性心内膜炎是指由细菌、真菌等病原微生物感染心脏内膜表面伴赘生物形成的一种炎症，瓣膜为最常见受累的部位。但感染也可发生在间隔缺损部位或腱索与心壁内膜。动静脉瘘、动脉瘘（如动脉导管未闭）或主动脉缩窄的感染虽属动脉内膜炎，但临床与病理均类似于心内膜炎。按病程可分为急性和亚急性细菌性心内膜炎；按微生物入侵途径可分为自体瓣膜、静脉药瘾和人工瓣膜心内膜炎。该病属中医"温病""心悸"等范畴。乃因正气亏虚，温热毒邪乘虚而入，内犯于心，阻塞经络，气血凝滞，耗伤气阴所致。

一、诊断要点

感染性心内膜炎（IE）的诊断常较困难，主要依赖于临床表现、超声心动图和实验室检查结果。IE 的临床表现包括心外表现与（或）心内感染扩展相关的表现。

（一）症状

1．急性感染性心内膜炎

静脉注射麻醉药成瘾者发生的右侧心脏的心内膜炎临床较常见，正常心脏亦可发生。在受累的心内膜上，尤其是霉菌性的感染，可附着大而脆的赘生物，脱落的带菌栓子可引起多发性栓塞和转移性脓肿，并出现相应的症状，包括心肌脓肿、脑脓肿和化脓性脑膜炎。若栓子来自感染的右侧心腔，则可出现肺炎、肺动脉栓塞和单个或多个肺脓肿。皮肤可有多形淤斑和紫癜样出血性损害。少数患者可有脾大。病原菌通常是高毒力的细菌，如金葡菌、霉菌或真菌。起病急骤，病程短，病情较重，常是全身严重感染的一部分，主要为败血症的症状，如高热、寒战、多汗、肌肉关节疼痛、进行性贫血、乏力等，常可因迅速发展为急性充血性心力衰竭而导致死亡。

2．亚急性感染性心内膜炎

因本病临床缺乏特异性症状，若临床出现不能解释的卒中、栓塞、心瓣膜病的进行性加重、顽固性心力衰竭、肾小球肾炎和手术后出现心瓣膜杂音等疾病时应考虑本病。发热最常见，体温常在37.5℃～39℃之间，伴畏寒、出汗、心悸、胸闷、气短、消瘦乏力，亦可有肌肉关节酸痛等症。老年患者热度可不高或无发热，常表现为神经及精神改变、心力衰竭或低血压，并易发生神经系统的并发症和肾功能不全。

（二）体征

心脏听诊可闻及（除原有心脏病性质改变外）新的杂音，或正常心脏出现杂音是本病的特征性表现。由于瓣叶或瓣膜支持结构的损害，多出现瓣膜关闭不全的反流性杂音。皮肤和黏膜淤点、甲床下出血，Osler 结、Janeway 损害及杵状指（趾）等皮损近年来发生率均有较明显下降。

人造瓣膜心内膜炎中，侵袭性感染发生率高，导致新出现的杂音或原杂音发生改变，充血性心力衰竭的发生率升高。孤立性右心 IE 不伴有外周血管栓塞和其他外周血管现象，但可能以肺部表现为主。

几种心内膜炎的临床特点如下：

1. 人工瓣膜心内膜炎

人工瓣膜心内膜炎（PVE）为瓣膜置换术后严重并发症，占 IE 的 10%～15%。PVE 感染病灶主要位于左心系统，PVE 临床症状具有发热、栓塞和转移性脓肿等一般非细菌性血栓性心内膜炎（NVE）临床表现。其临床特点表现在：①早期发生于换瓣术后 2 个月内，晚期发生于 2 个月后；②常见致病菌为表皮葡萄球菌、革兰阴性杆菌和真菌；③发病急，发生栓塞机会多，治疗困难，易复发（和感染部位存在异物，瓣膜周围脓肿发生率高有关）。

PVE 早发型病情较为凶险，进展迅速；而迟发型 PVE 发病相对隐匿，常反复迁延，并发症出现较晚，预后相对较好。

2. 右心感染性心内膜炎

右心感染性心内膜炎（IBE）占感染性心内膜炎的 5%～10%。IBE 的临床表现以肺炎和感染性栓塞为主，可有咳嗽、咳痰、咯血、胸膜炎性胸痛和气急，而脾大、血尿和皮肤病损少见。其临床特点表现在：①以金黄色葡萄球菌感染多见，见于静脉药瘾者或先天性非发绀性心脏病、人工三尖瓣置换术、腹腔静脉分流术或侵入性心脏检查术后；②肺炎和感染性栓塞为其主要临床表现；③原无心脏病者不一定出现心脏杂音；④胸部 X 线片示多发性小结节影和片状浸润影，可有肺脓肿、脓气胸或胸腔积液。

IBE 死因主要为肺动脉瓣关闭不全和由反复发作的败血症性肺动脉栓塞引起的呼吸窘迫综合征、不能控制的败血症、严重右心力衰竭和左侧瓣膜同时受累。若及早诊断，早期应用抗生素或手术治疗，及时处理并发症，则单纯右侧心脏感染性心内膜炎的预后良好。

3. 真菌性心内膜炎

本病死亡率高达 80%～100%，药物治愈者极少。致病菌以念珠菌、曲霉菌和组织胞质菌为多见，最常见的两种真菌为白色念珠菌和曲霉菌。其临床表现可有发热、全身不适、盗汗、消瘦、进行性贫血、杵状指（趾）、Osier 结、Janeway 损害等表现。临床特点表现在：①发病急骤，有全身真菌感染证据（长期使用广谱抗生素、肾上腺皮质激素、免疫抑制剂、用多聚乙烯管输液、心内导管留置、心内直视手术及静脉药瘾者）；②栓塞发生率高（赘生物大而脆），出现心脏杂音；③常规血培养阴性；④确诊有赖于真菌培养和尸检。

（三）实验室辅助检查

1. 血培养

血培养是诊断本病最重要的指标。由于心内膜炎患者存在持续的菌血症，血培养应尽量争取在使用抗生素之前进行，24～48 小时内于不同部位静脉抽血 4～6 次，每次 10mL 或更多，包括需氧与厌氧培养。

2. 常规检查

0%～80%的IE 患者发生正常细胞、正常色素性贫血。亚急性IE 白细胞计数一般正常，但是有轻度核左移。急性葡萄球菌和肠球菌性IE 白细胞升高，核左移明显。尿常规检查：镜下可见血尿、蛋白尿，有时见脓尿、细胞管型。血尿素氮和肌酐升高反映肾功能不全。

3．超声心动图检查

超声心动图在心内膜炎的诊断中起重要作用。有经胸壁心脏超声（TTE）和经食管心脏超声（TEE）两种。前者快速、无创伤，敏感率60％，特异性98％，对右心＞2mm的赘生物很敏感，但易受肥胖、肺气肿、胸壁畸形等因素的影响，使经胸超声心动图检查对赘生物的总体敏感性可能低于60％～70％，此部分患者如采用经食管超声心动图检查（TEE）则可使检出赘生物的敏感性增加到75％～95％。TEE可经左心房直接看到二尖瓣环及附于其上的赘生物，因此可较大程度地提高诊断准确率。

（四）诊断标准

感染性心内膜炎的诊断应根据临床症状、体征和实验室检查，其中尤其要重视血培养、超声心动图的检查结果，具体内容概括如下。

1．主要标准

（1）感染性心内膜炎血培养阳性：①两次分开的血培养有感染性心内膜炎的典型细菌：草绿色链球菌、牛链球菌、嗜血杆菌属或社区获得性金黄色葡萄球菌或肠球菌而无原发病灶；②与感染性心内膜炎相一致的细菌血培养持续阳性，包括间隔时间＞12小时，血培养＞2次或所有3次或多4次血培养中的大多数（首次与最后一次血培养时间间隔≥1小时）为阳性。

（2）心内膜受累的证据：①感染性心内膜炎超声心动图阳性表现包括振动的心内团块处于瓣膜或支持结构上、在反流喷射路线上或在植入的材料上，但缺乏其他的解剖学解释，脓肿，人工瓣膜新的部分裂开。②新出现瓣膜反流（增强或改变了原来不明显的杂音）。

2．次要标准

①有基础心脏病或静脉药物成瘾者。②发热：体温＞38℃。③血管征象：主要动脉栓塞，化脓性肺栓塞，霉菌性动脉瘤，颅内出血，结膜出血，Janeway损害。④免疫性征象：肾小球肾炎，Osier结，Roth斑，类风湿因子等阳性。⑤微生物证据：血培养阳性但不满足以上的主要标准，或与感染性心内膜炎一致的急性细菌感染的血清学证据。⑥超声心动图：有感染性心内膜炎的表现，但未达到主要标准。

二、鉴别诊断

本病的临床表现涉及全身多脏器，既多样化，又缺乏特异性，需鉴别的疾病较多。

1．急性风湿热

亚急性感染性心内膜炎往往发生于有基础心脏瓣膜病的患者，出现进行性贫血，脾大，淤点，Osier结和Janeway损害。血培养可检出致病微生物。超声心动图检查可见瓣膜上的赘生物，特别是TEE的图像更为清晰。这些不同于急性风湿热。急性感染性心内膜炎可发生于无基础病变的瓣膜上，由毒力较强的细菌所致，50％以上为金黄色葡萄球菌感染，侵犯正常瓣膜，形成赘生物，并可造成瓣膜破裂、穿孔。其临床表现凶险，高热，毒血症状明显，易形成转移性脓肿，瓣叶破坏则发生顽固性心力衰竭。超声心动图检查可见赘生物及瓣膜损害，血培养阳性，可由此确定诊断。右心感染性心内膜炎同时伴有肺梗死和肺部感染的征象，和风湿热可以鉴别。

风湿性瓣膜病伴风湿活动与在此基础上发生的感染性心内膜炎鉴别较困难，主要需要根据细菌学及超声心动图检查结果，并注意检查心包、心肌等方面的变化，如进行性心脏增大，出现心包摩擦音或心包积液等则考虑风湿热。

2．左心房黏液瘤

左心房黏液瘤发病年龄为 30～60 岁，女性多见，75％起源于左心房。其临床表现可有发热、消瘦、贫血、全身倦怠及关节疼痛等症状，类似感染性心内膜炎。但仔细体检，若发现脾大则支持感染性心内膜炎的诊断。左心房黏液瘤的超声心动图检查，特别是经食管超声（TEE）可以发现收缩期左心房内的超声团块影，而在舒张期多突入左心室，表现为二尖瓣前叶后的超声团块影。胸部 CT 或磁共振显像（MRI）也可以发现左心房黏液瘤，特别是超高速 CT 则更为清楚地显示心内结构，明确诊断。

3．系统性红斑狼疮

系统性红斑狼疮特有的皮肤损害（常有颊面部蝶形红斑），可能伴有的 Raynaud 现象，白细胞减少。血液或骨髓液内可找到狼疮细胞、抗核抗体等特异的血清免疫学阳性结果，血培养阴性，应用抗生素无效，而用肾上腺皮质激素治疗后效果良好，则有助于两者的鉴别。

4．其他疾病

感染性心内膜炎以发热为主而心脏体征轻微者，需和伤寒、结核、心肌炎、上呼吸道感染、肿瘤等疾病相鉴别。对于静脉药物成瘾者，若反复出现发热、肺炎，随后发生肝大、黄疸、水肿等右心功能不全的征象，要考虑右心感染性心内膜炎的可能，需及时进行血培养、超声心动图检查以明确诊断。

三、中医证候学特征

1．主症特征

发热，心悸。

2．次症特征

（1）标实特征：多见气营两燔，热入血分等证。①气营两燔特征：高热，心慌气促，兼见汗大出，口干咽燥，小便黄赤或胸痛气急面赤，斑疹隐隐，甚则神昏谵语，或腹满胀痛，舌质红绛，舌苔黄燥，脉数。②热入营血特征：高热不退，夜间尤甚，心烦不寐，甚或神昏谵语，兼见肌衄、鼻衄、吐血、咯血等，舌红绛，苔黄少而干，脉细数。

（2）虚实夹杂特征：病久耗气伤阴，而致正虚邪恋、虚实夹杂之证，多见阴血耗伤，热邪留恋或气阴两虚、瘀血内结。①阴血耗伤，热邪留恋特征：低热伴见五心烦热，盗汗，兼见神疲乏力，心悸气短，形体消瘦，舌黯红，苔少或光剥，脉细数无力。②气阴两虚，瘀血内结特征：发热伴四肢乏力，动则气短，心悸怔忡，兼见失眠多梦，或面色黯红，或肌肤甲错，或肢体偏瘫，神疲乏力，舌质黯或有淤点，脉细涩。

（3）本虚特征：病程日久。心肾阴虚特征：身热不甚，心悸不宁，兼见午后潮热，手足心热，盗汗，夜寐不安，舌质红，苔薄黄少津，脉细数。

因此，临证时，把握主症，结合次症的特征表现，即可对感染性心内膜炎进行辨证施治。

四、据证析因，推断病机

感染性心内膜炎属中医温病、心悸等范畴，临床主症为发热，心悸。可因病因不同而有不同的兼症和次症表现。因此可根据其不同的兼症或次症，结合舌脉，分析推求病因。主证伴见气促，汗大出，口干咽燥，小便黄赤，或胸痛气急面赤，斑疹隐隐，舌质红绛，舌苔黄燥，脉数，多为气营两燔，迫血妄行；主证伴见高热不退，甚或神昏谵语，心烦不寐，或肌衄、鼻衄，舌红绛，苔黄少而干，多为热入血分，邪陷心包；主证伴见五心烦热，盗汗，兼见神疲乏力，心悸气短，形体消瘦，舌黯红，苔少或光剥，脉细数无力，多为阴血耗伤，热邪留恋；主证伴见四肢乏力，失眠多梦，或面色黯红，或肌肤甲错，神疲乏力，舌质黯或有淤点，脉细涩，多为病久耗气伤阴，瘀血内结；主证伴见午后潮热，手足心热，夜寐不安，舌质绛，苔薄黄少津，脉细数，多为心肾阴亏，心神失养。

综上所述，本病多因先天心脏禀赋不足，或六淫侵袭，病后失于调养，或劳倦思虑过度，情志不调或因手术等耗伤气血，温热之邪乘虚侵入，内舍于心，损伤心之内膜所致。病性为正虚邪实、本虚标实，虚实夹杂。

五、辨证论治

（一）辨证要点

1. 辨邪在气营与邪在营血

（1）邪在气营：表现为高热，心慌气促，汗大出，或胸痛气急面赤，或腹满胀痛，舌质绛或深绛，舌苔黄或黄燥，脉数。其病机为气营两燔，迫血妄行。

（2）邪在营血：表现为身热夜甚，心烦不寐，或神昏谵语，舌红绛，脉细数。其病机为热入营血，迫血妄行。

2. 辨虚实

本虚多因先天心脏禀赋不足；或六淫侵袭，病后失于调养；或思虑过度，情志不调，或因手术等耗伤气血，肝肾亏虚。标实为温热之邪由气传营，气营两燔；或热入血分，邪陷心包。虚实夹杂乃因病程日久，正虚邪恋，而见阴虚邪恋；或气阴两虚，瘀血内结。

（二）治疗原则

根据该病的卫气营血演变过程，遵叶天士"在卫汗之可也，到气才可清气，入营犹可透热转气……入血就恐耗血动血……直须凉血散血"之法。本病由气传营，气营两燔则需气营两清，凉血解毒。若邪热入血，邪陷心包即应清营泄热，凉血护阴。病至后期，正虚邪恋，则应视其所虚，扶正以祛邪。或养阴清热，或益气活血，或滋补肝肾。因本病正虚邪乘的病机特点，疾病过程如出现热闭心包，痰蒙心窍的危候，当及时清热解毒，豁痰开窍。

（三）分类论治

1. 急性期

（1）气营两燔证。

主症：心悸气促，高热面赤。

兼次症：胸痛气急，汗出口渴，斑疹隐隐，小便黄赤，或腹满胀痛。

舌象：舌红绛，苔黄或黄燥。

脉象：数。

病机概要：气营两燔，迫血妄行。

治法：清气凉营，解毒化斑。

方药：化斑汤加减。本方出自《温病条辨》。方中石膏、知母、银花、连翘清热解毒；水牛角、生地、玄参、丹皮、赤芍清营凉血；粳米、甘草益胃和中。若小便黄赤者可加鲜芦根，胸痛气急者可加丹参、延胡索；腹满胀痛、大便秘结者可加大黄、芒硝以通腑泻热；惊厥抽搐者可加钩藤、羚羊角以镇惊息风。

（2）热入营血，邪陷心包证。

主症：高热，神昏。

兼次症：高热不退，心烦不寐，入夜尤甚，甚或谵语；肌衄，鼻衄，吐血，咯血。

舌象：舌红绛，苔黄少津。

脉象：细数。

病机概要：热入营血，邪陷心包。

治法：清营凉血，醒神开窍。

方药：清营汤加减。本方出自《温病条辨》。方中水牛角、生地、丹参清营解毒；玄参、麦冬养阴清热；竹叶、黄连、金银花、连翘清热解毒；石菖蒲、郁金开窍醒神。全方具有清营解毒，泄热护阴之效。发斑、吐衄甚者加焦山栀、茜草根、小蓟炭以凉血止血。神昏谵语或神志昏迷，可送服安宫牛黄丸以清心开窍。

2．亚急性期

（1）阴血亏耗，余热留恋证。

主症：低热，心悸。

兼次症：气短乏力，五心烦热，盗汗，心烦不寐，形休消瘦。

舌象：舌红少苔或光剥。

脉象：细数无力。

病机概要：热邪留恋，阴血耗伤。

治法：养阴透热，益心宁神。

方药：青蒿鳖甲汤合朱砂安神丸加减。两方分别出自《温病条辨》和《兰室秘藏》。方中生地、当归、鳖甲滋阴养血；黄连、知母清热除烦，丹皮、青蒿、白薇凉血透热；朱砂、枣仁、夜交藤养心宁神；煅牡蛎敛虚汗。全方具有滋阴养血，清泻余热，益心宁神的作用。

（2）气阴两虚，瘀血内结证。

主症：低热，心悸。

兼次症：乏力汗多，失眠多梦，面色黯红，或肌肤甲错，或肢体偏瘫。

舌象：舌黯红或有淤斑。

脉象：细涩。

病机概要：耗气伤阴，瘀血内结。

治法：益气养阴，活血化瘀。

方药：生脉散合补阳还五汤加减。两方分别出自《内外伤辨惑论》和《医林改错》。方中西洋参、黄芪补益心气；麦冬、龟板、生地、知母滋阴养血；桃仁、红花、赤芍、当归尾活血化瘀；瓜蒌、竹茹涤痰宣痹。全方具有益气养阴，化瘀涤痰之功效。

3. 恢复期

心肾阴虚证。

主症：潮热，心悸。

兼次症：手足心热，盗汗乏力，夜寐不安，胸闷不舒，小便黄，大便秘结，口干咽燥。

舌象：舌红黯，苔薄黄少津。

脉象：沉细或结代。

病机概要：心肾阴亏，心神失养。

治法：滋养心肾，安神定志。

方药：天王补心丹合大补阴丸加减。两方分别出自《摄生秘剖》和《丹溪心法》。方中生地、龟板、玄参壮水制火；丹参、当归补血养心；人参补益心气；远志、柏子仁、茯神养心安神；天门冬、麦门冬滋阴增液；枣仁、五味子敛心气，安心神，用少量黄柏清泄少阴之热。全方具有滋养心肾，安神定志之功。

六、其他治疗

（一）中成药

1. 杞菊地黄丸

每次 4 粒，每日 2 次。适用于阴虚内热证。

2. 清开灵注射液

静滴，每次 20～30mL，稀释，每日 1 次。适用于热入营血证。

（二）针灸

1. 体针

主穴：心俞、内关。

配穴：郄门、少冲、三阴交。

用法：每次 3～5 穴，穴位常规消毒，进针后，心俞、三阴交采用补法；余穴平补平泻，留针15 分钟。

2. 耳针

取穴：神门、心、交感、皮质下、小肠。用泻法，留针 15～30 分钟，每日 1 次。操作：每次选 2～3 个穴，轻刺激，留针 15 分钟。

耳穴贴压：取耳穴心、神门、皮质下、交感、内分泌、胸等，以王不留行贴压，每周更换 2次，具有止痛平喘、减慢心率等作用。

3. 穴位注射法

取穴：内关、心俞、足三里。

操作：复方丹参注射液，每次选 2～3 穴，每穴注射 0.5mL，每日或间日 1 次，10～12 次为 1疗程；或于针灸的两疗程之间做穴位注射 5 天。咯血可用安络血于孔最穴位注射，1 次 1mL，每日1～2 次，以血止为度。

4．艾灸法

取穴：心俞、内关、神门、巨阙。

配穴：心血不足者加脾俞、足三里。阴虚火旺加太溪、三阴交、肾俞。心阳不足加关元、通里；痰火内阻加丰隆、中脘、足三里；水饮内停加阴陵泉：胃俞、三焦俞、中脘、足三里等。

操作：每日 2 次，每穴艾条悬灸 10～15 分钟，10 天为 1 疗程，休息 3～5 天后可进行第二疗程。具有温经通络，行气活血，减轻症状的作用。

（三）推拿

按摩至阳、内关、心俞、厥阴俞或华佗夹脊压痛点。

（四）外治法

地黄玄参膏：熟地黄、当归、栀子、黄柏、知母、山茱萸、白芍、生地、玄参、肉苁蓉、麦冬、天花粉、天冬、黄芩各 20g，五味子、红花、生甘草各 15g。用麻油煎熬后，再用黄丹、铅粉各半收膏、石膏各120g 搅匀。贴心前区。适用于阴虚内热型患者。

七、转归与预后

根据本病的演变过程，热邪在表，面色未见恶候，则病轻易愈。如热邪深入，热炽阴竭而两颧发赤，则预后不良。本病初起虽起病急骤，传变迅速，若能及时施治，预后良好。若失治误治，病程出现急重、险恶证候，常见动血、动风、闭窍等，如见多部位、多脏腑出血（鼻衄、咯血、便血）；或热闭心包，痰蒙心窍的危候时，则预后较差，如不能及时治疗则可危及生命。

八、护理与康复

1．护理

（1）注意休息，适度活动。

（2）注意观察病情变化，及时记录血压、脉搏、体温、心律。

（3）保持大便通畅，切勿努责，以免诱发心痛。

（4）戒烟，慎饮酒。

2．康复

（1）应鼓励其适当活动，以行气活血化瘀。

（2）心痛时可服用活血化瘀药。

（3）平时可每日小酌红花酒 30mL 以活血。

（4）若发为真心痛，要立即吸氧，并做好抢救准备，密切观察血压。

九、预防措施

（1）有瓣膜病变或先天性心血管畸形者、人造瓣膜及慢性血透的患者，平时应注意口腔卫生，及时处理感染病灶。在进行拔牙、扁桃体摘除及做各种内窥镜检查时有可能发生菌血症，应给予抗生素预防，剂量要大，疗程要短。

（2）平时注意适量运动，增强体质，提高机体抵抗力。

（3）密切观察病情变化，注意体温，高热时给予冰敷或冰水灌肠降温及乙醇擦浴。

（4）饮食要富有营养，易于消化，忌食油腻、辛辣、肥厚食品。适当多饮水。病重时应予流质或半流质饮食，发生心力衰竭时应低盐饮食。

第八节　血脂异常和动脉粥样硬化

由于脂肪代谢或运输异常使血浆中一种或几种脂质高于正常者，称为高脂血症。包括高胆固醇血症、高甘油三酯血症或两者兼有（混合型高脂血症）三型。

动脉硬化是指一种非炎症性、退行性和增殖性疾病，导致管壁增厚变硬、弹性消失和管腔变小。动脉粥样硬化是动脉硬化中的最主要类型，病变常累及大、中动脉，多呈偏心性分布，如发展到足以阻塞动脉腔，则此动脉所供应的组织或器官将缺血或坏死。

血脂的异常与动脉粥样硬化的关系现已十分明确。高脂血症是动脉粥样硬化发病的最主要危险因素，胆固醇和胆固醇酯是构成动脉粥样斑块的主要成分。高脂血症是动脉粥样硬化的易患因素，脂质浸润是动脉粥样硬化的基础。所以本文将二者一起介绍。

中医古代文献没有高脂血症、动脉硬化的病名，现代医家根据其相关的证候特点，将其归属于中医瘀证、痰证、脉痹等范畴。病至后期，涉及五脏，出现相应器官病变时，则属于中医胸痹、真心痛、痴呆、中风、水肿、坏疽证范围。

一、诊断要点

按受累动脉部位的不同，本病可分为：①主动脉及其主要分支粥样硬化。②冠状动脉粥样硬化。③脑动脉粥样硬化。④肾动脉粥样硬化。⑤肠系膜动脉粥样硬化。⑥四肢动脉粥样硬化等。

（一）症状

1. 无症状表现

血脂紊乱可在相当长的时间里无任何症状。

2. 临床分期

根据动脉粥样硬化临床症状及发展过程，可分为以下 4 期：①无症状期或隐匿期：其过程长短不一，包括从较早的病理变化开始，直到动脉粥样硬化已经形成，可无器官或组织受累的临床症状。②缺血期：症状由于血管狭窄、器官缺血而产生。③坏死期：由于血管内血栓形成或管腔闭塞而产生器官组织坏死的临床症状。④硬化期：长期缺血，器官组织硬化（纤维化）和萎缩而引起症状。

3. 临床症状

高脂血症及动脉粥样硬化临床发病隐匿，在发病早期多无临床症状，多数患者在体检及偶尔检查时才可发现。

（1）主动脉粥样硬化：出现胸主动脉瘤，可发生胸痛、气急、吞咽困难、咯血、声带因喉返神经受压而出现声音嘶哑。

（2）冠状动脉粥样硬化：粥样斑块可致冠状动脉管腔狭窄，心肌缺血缺氧，出现胸痛、呕吐、心动过缓及休克等症。

（3）脑动脉硬化：可引起头痛、眩晕、呕吐、肢体麻木、痴呆，甚或中风，行动失常、智力及记忆力减退以至性格完全变化等症状。

（4）肾动脉粥样硬化：可使肾动脉管腔狭窄，肾血流减少，从而引起肾性高血压、慢性肾功能不全。

（5）肠系膜动脉粥样硬化：可见便秘、腹痛、消化不良，若血栓阻塞动脉，还可出现剧烈腹痛、腹胀及肠管坏死、便血、休克的临床症状。

（6）四肢动脉硬化：以下肢多见，可出现下肢发凉、麻木、间歇性跛行，严重者出现下肢坏疽。

（二）体征

1. 高脂血症

可见到黄色瘤、角膜环及高脂血症眼底改变。

2. 主动脉粥样硬化

大多数无特异性症状。叩诊时可发现胸骨柄后主动脉浊音区增宽。主动脉瓣区可听到第二心音亢进，带有金属音调及收缩期杂音。收缩期血压升高，脉压增加。

主动脉粥样硬化可形成主动脉瘤。腹主动脉瘤多见腹部有搏动性肿块，腹壁上相应部位听到杂音，股动脉搏动可减弱。胸主动脉瘤可引起胸痛、气急、吞咽困难、咯血、声带因喉返神经受压而引起声音嘶哑、气管移位或阻塞、上腔静脉和肺动脉受压等表现。

3. 冠状动脉粥样硬化

可引起心绞痛、心肌梗死及心肌纤维化等。

4. 脑动脉粥样硬化

脑缺血可引起眩晕、头痛，甚者可出现昏厥等症状。脑动脉血栓形成或破裂出血时引起脑血管意外。

5. 肾动脉粥样硬化

临床上并不多见，可引起肾性高血压。

6. 肠系膜动脉粥样硬化

可有消化不良的临床体征。

7. 四肢动脉粥样硬化

以下肢较为多见尤其是腿部动脉，由于血供障碍而引起的下肢发凉、麻木和间歇性跛行，即行走时发生腓肠肌麻木、疼痛以至痉挛，休息后消失，再走时又出现；严重者可有持续性疼痛，下肢动脉尤其是足背动脉搏动减弱或消失。动脉管腔如完全闭塞时可产生坏疽。

（三）实验室辅助检查

1. 高脂血症

（1）血清外观检查：检查在冰箱内（4℃）静置一夜的血标本，上层乳浊示乳糜微粒存在，下层混浊示极低密度脂蛋白增多。

（2）血脂测定：禁食 12 小时后的血标本，检查血浆 TC 和 TG 水平，以证实高脂血症的存在。

（3）眼底检查：可见眼底小动脉和小静脉的微内色折光现象。

2. 动脉粥样硬化症

目前尚缺乏敏感而又特异性的早期试验诊断方法。

（1）血液检查：患者多有脂肪代谢紊乱，主要表现为血清胆固醇或（和）血清甘油三酯增高，脂蛋白电泳图形异常，90％以上的患者表现为Ⅱ或Ⅳ型高脂蛋白血症。血流变学示血黏度增高。血小板活性可增高。

（2）X线检查：主动脉粥样硬化X线片可见主动脉结向左上方凸出，有时可见片状或弧状钙质沉着的阴影。主动脉瘤X线片可见主动脉的相应部位增大；选择数字减影法动脉造影可显示冠状动脉、脑动脉、肾动脉、肠系膜动脉和四肢动脉粥样硬化所造成的管腔狭窄和动脉瘤病变。

（3）多普勒超声检查：能判断四肢动脉、主动脉和肾动脉的血流情况以及狭窄程度。血管内超声和血管镜检查则是直接从动脉腔内观察粥样硬化病，是最客观、有效的方法。

（4）心电图及其负荷运动试验：所示的特征性变化有助于诊断冠状动脉粥样硬化。

（5）放射性核素检查：有助于了解脑、心、肾组织的血供情况。

二、鉴别诊断

1．冠状动脉粥样硬化引起的心绞痛、心肌梗死，需与下列疾病鉴别

（1）肋间神经痛：胸痛常累及1～2个肋间，但并不一定局限于胸前，可为刺痛、灼痛，多呈持续性而非发作性。深呼吸、咳嗽、转动身体及抬举上肢可使疼痛加剧。沿神经循行处压痛。

（2）神经官能症：患者常诉胸闷胸痛，部位不定，且为短暂（几秒钟）刺痛或较持久（几小时）隐痛。患者善叹息，症状多发生于劳累之后，而非在劳动之时发作，常伴有头晕、心悸、失眠、疲劳等神经衰弱的症状。

（3）其他原因引起的心绞痛：如严重的主动脉瓣狭窄或闭锁不全、风湿性冠状动脉炎、梅毒性主动脉炎引起的冠状动脉口狭窄或闭塞等，均可引起心绞痛。可根据其临床表现，如特异性杂音及有关检查加以鉴别。

2．脑动脉粥样硬化需与下列疾病鉴别

（1）血管性头痛：本病呈周期性发作，常见于青春期起病，女性多见，发作时呈搏动性疼痛、钝痛，伴畏光闭目，头痛持续数小时或1～2天。

（2）神经衰弱：常感脑力和体力不足，容易疲劳，工作效率低下，常有睡眠障碍，并诉多种躯体不适，但无器质性病变存在。

三、中医证候学特征

脂质异常及动脉粥样硬化相当于中医瘀证、痰证、脉痹等范畴，病理性质属本虚标实、虚实夹杂之证。其病位在脉管，却涉及心、脑、肝、脾、肾等多个脏腑。临床表现复杂，其病程一般较长，多隐匿发病。临床需紧扣病机，准确辨证。

1．主症特征

头晕昏重，肢体麻木，胸部隐痛。

2．次症特征

本病多有脾肾两虚，痰饮、水湿、瘀血阻滞胶着于脉道所致。

（1）标实证：①痰浊阻滞特征：肥胖痰多，头晕目眩，胸部闷胀，恶心欲呕，纳呆腹胀，肢体沉重，舌苔厚腻，脉弦滑。②气滞血瘀特征：头晕头痛，目眩，胸痛，痛处固定，入夜尤甚，舌质紫黯，舌下脉络迂曲，脉弦涩。③湿热蕴结特征：心胸烦闷，头重身倦，腹胀纳呆，口中黏腻，口苦，小便黄赤，舌质红，苔黄腻，脉象滑数。

（2）虚实夹杂证：脾虚湿盛特征：头重如裹，腹胀体倦，纳呆食少，乏力懒言，大便溏薄，甚者肢体浮肿，肢体麻木，舌质淡胖，边有齿痕，苔白腻，脉濡缓。

（3）本虚证：①阴虚阳亢特征：眩晕头痛，失眠多梦，烦躁易怒，腰膝酸软，盗汗，五心烦热，舌质红苔薄，脉细数。②脾肾阳虚特征：头晕目眩，失眠健忘，四肢发凉，纳差便溏，肢体浮肿，舌质淡苔白，脉沉。此六型为本病的中医辨证依据。

四、辨证析因，推断病机

本病属脉痹范畴，是由于脾肾两脏功能失调，水湿运化失调致痰饮、瘀血、湿热阻滞于脉道而发病。临床表现多样，临证时应把握好主要特征与次要特征的关系，结合舌、脉分析推求，以助治疗。主症伴见体胖痰多，心胸不适，恶心呕吐，纳呆食少，肢体沉重，舌苔厚腻，脉弦滑者，多为痰浊阻滞证；主症伴见胸痛，痛处固定，入夜尤甚，舌质紫黯，舌下脉络迂曲，脉弦涩者，多为气滞血瘀证；主症伴见头重身倦，腹胀纳呆，口中黏腻，口苦，小便黄赤，舌质红，苔黄浊或腻，脉象滑数者，多为湿热蕴结；主症伴见头重如裹，腹胀体倦，纳呆食少，乏力懒言，大便溏薄，甚者肢体浮肿，麻木，舌质淡胖，边有齿痕，苔白腻，脉濡缓者，多为脾虚湿盛；主症伴见失眠多梦，烦躁易怒，腰膝酸软，五心烦热，盗汗，舌质红苔薄，脉细数者，多为阴虚阳亢证；主症伴见四肢发凉，纳差便溏，肢体浮肿，舌质淡苔白，脉沉者多为脾肾阳虚证。

综上所述，本病发病为本虚标实，多因过食肥甘厚味、辛辣炙炸之品，损伤脾胃，滋生痰浊，痰浊留滞于血脉，则形成痰瘀交结证，痰瘀蕴积，日久化毒，痰瘀胶结于脉络而形成斑块；或忧思伤脾，脾失健运，痰湿内生，阻于脉道，蕴久化毒而形成斑块；或体形肥胖、少动，过逸则气血不畅，湿热内生，蕴积日久而形成斑块；或年老体虚，久病失养，脾肾阳气不足，不得温化痰饮，日久生痰。总之，本病的中医治疗以痰瘀为病机核心论治，临床取得满意疗效，表现中医特色优势。

五、辨证论治

（一）辨证要点

1. 辨明虚实标本

本病属虚实夹杂，证候多为虚中夹实，实中兼虚，必须分清正虚与邪实孰轻孰重。

2. 分清邪毒性质

本病是由于痰、热、瘀等邪毒交互蕴结于脉中而发病。故临证时应仔细结合患者病情辨别病性，提高疗效。

（二）治疗原则

本病早期多以标实为患，气滞血瘀、痰浊瘀阻为本病病机；本病后期，则多为阴虚阳亢、脾虚湿盛等虚实夹杂。故在治疗中当采取分期论治，早期以攻邪为法，后期则补消并用，以遵"祛邪而不伤正，补虚而不留邪"的治疗原则。

（三）分类论治

1. 痰浊阻滞证

主症：头晕如蒙，胸胀闷。

兼次症：恶心欲呕，纳呆腹胀，形体肥胖，肢体沉麻，口中黏腻，渴不欲饮。

舌象：舌淡红，苔白厚腻。

脉象：弦滑。

病机概要：痰浊壅塞，脉道痹阻。

治法：涤痰泄浊，行滞通脉。

方药：导痰汤加减。本方出自《妇人大全良方》。方中半夏燥湿祛痰、和胃止呕；橘红理气行滞，清肝化痰。两药合用为君，脾运健则痰湿化，肺气肃降，痰湿自消。茯苓淡渗利湿，甘草补脾和中。竹茹甘凉涤痰，与半夏、陈皮温性相配，凉而不寒，化痰而不燥。南星搜风祛痰，枳实行气散滞，故能导痰下行，使痰去脉通。若体形肥胖，倦怠乏力，可加炒白术、炒莱菔子、山楂，以助健脾消痰。

2．气滞血瘀证

主症：头晕，头痛，胸剧痛。

兼次症：痛处固定，入夜尤甚，胁肋胀痛，夜寐不安，唇甲发绀。

舌象：舌紫黯，有淤斑，舌下脉络迂曲，苔白。

脉象：弦涩。

病机概要：气滞血瘀，脉道痹阻。

治法：活血化瘀，行气止痛。

方药：血府逐瘀汤加减。本方出自《医林改错》。是由桃红四物汤与四逆散加减而成。方中桃仁、红花、当归、赤芍、川芎活血化瘀，桔梗宣痹开胸，枳壳降气散滞，桔枳并用，调理胸中气机，用柴胡以舒肝调气，用牛膝引血下行。全方共奏活血化瘀之功。若寒邪较甚者，亦可加桂枝散寒温通，亦利活血。

3．湿热蕴结证

主症：心烦胸闷，头重身倦。

兼次症：体形肥胖，腹胀纳呆，口中黏腻，口苦，小便黄赤。

舌象：舌红，苔黄腻。

脉象：滑数。

病机概要：湿热内壅，痰浊阻滞。

治法：清化湿热，行气消滞。

方药：茵陈蒿汤合三仁汤加减。两方分别出自《伤寒论》和《温病条辨》。方中茵陈、栀子苦寒通利，寒能清热，苦能燥湿，通利小便，直折内火；薏苡仁、白蔻仁、杏仁健脾化湿，杏仁苦温、善开上焦，蔻仁芳香苦辛、能宣中焦、和脾胃，薏苡仁甘淡益脾渗湿、疏导下焦，使三焦宣畅，湿热分消；大黄苦寒泻热，涤荡胃肠，不但协助茵陈、栀子以泻热开郁，亦可清理胃肠积热，配三仁健脾化湿；藿香醒脾和胃，枳壳、厚朴行气导滞。全方具有清化湿热，行气消滞之功。

4．脾虚湿盛证

主症：头重如裹，腹胀体倦。

兼次症：面色萎黄，纳呆食少，乏力懒言，大便溏薄，甚者肢体浮肿，肢体麻木。

舌象：舌淡胖，有齿痕，苔白厚。

脉象：濡缓。

病机概要：脾失健运，湿浊内盛。

治法：益气健脾，化湿消满。

方药：参苓白术散加减。本方出自《太平惠民和剂局方》。方中人参、白术、山药补益脾气，加薏苡仁、白扁豆渗湿健脾，莲子肉补脾养心；砂仁、豆蔻芳香化湿，醒脾和胃，配伍桔梗，使水谷之精气上归于肺，脾肺健运，水湿得以运化，脉道自利。

5. 阴虚阳亢证

主症：眩晕头痛，肢体麻木。

兼次症：烦躁易怒，失眠多梦，五心烦热，盗汗，腰膝酸软。

舌象：舌红苔薄。

脉象：细数。

病机概要：肝肾不足，阴虚阳亢。

治法：滋阴补肾，平肝潜阳。

方药：天麻钩藤饮加减。本方出自《杂病证治新义》。方中天麻、钩藤、石决明平肝阳，息肝风；山栀、黄芩清泄肝火；龟板、玄参、当归、白芍、桑寄生、杜仲、牛膝补肾阴，养肝血；益母草活血通络作用增强；夜交藤、朱茯神用以养血安神。全方具有滋肾养肝，息风潜阳之功效。

6. 脾肾阳虚证

主症：头晕，心悸。

兼次症：畏寒怯冷，气短乏力，失眠多梦，夜尿频多，肢体浮肿，纳差便溏。

舌象：舌淡苔白。

脉象：沉细。

病机概要：脾肾阳虚，浊阴上乘。

治法：温肾化饮，升清降浊。

方药：济生肾气丸加减。本方出自《金匮要略》，是在六味地黄丸的基础上加入了桂枝、附子、车前子、牛膝；在补阴的基础上，加入了补阳药，取"少火生气"之理，阴中求阳，以温补肾阳，化气行水。车前子和牛膝，一个行血分，一个行气分，使气血运行而不滞涩于脉道，加天麻、黄芪益气生清，平肝降浊，脉道通利则病自除。

六、其他治疗

（一）中成药

1. 银杏叶片

1次3片，每日3次。

2. 复方丹参滴丸

1次10粒，每日3次。

3．大山楂丸

1 次 1 丸，每日 3 次。

4．绞股蓝总苷片

1 次 2 片，每日 3 次。

（二）食疗

具有防治动脉粥样硬化的中药有人参、丹参、三七、山楂、海带、银杏、桑寄生、葛根、绞股蓝等，以及香菇、大蒜、绿豆等食物。可将此类饮食纳入治疗。

1．山楂

适用于高脂血症，膏粱厚味食积难消者。

2．桑寄生茶

1 次 20～30g，沸水泡茶，每日 2～3 次。适用于高脂血症、动脉粥样硬化、血压偏高者。

3．绞股蓝袋茶

1 次 1 包，每日 2～3 次，沸水泡茶。

（三）针灸

1．体针

心阳虚者针刺内关、神门、大椎、足三里；若痰浊壅盛者加丰隆、脾俞、肺俞；心血瘀阻者加刺心俞、膈俞、血海、膻中。用于动脉粥样硬化。

2．耳针

取脾、肺、肾、内分泌等穴强刺激，10 天 1 疗程。

（四）推拿

取腹部中脘、天枢穴，用一指禅手法推拿 6～8 分钟，再按揉脾俞、胃俞、足三里、丰隆、内关；然后再左侧背部横擦，以热透为度。

七、转归与预后

一般高脂血症及动脉粥样硬化预后尚好，只要早期发现，早期合理用药，调节饮食，大多可在短期内控制。但本病早期缺乏典型的临床症状，常易被忽视，出现多种并发症，其预后随病变部位、程度、血管狭窄发展速度、受累器官受损情况的不同而异。轻者可无症状，预后较好；若有脑、心、肾的动脉病变而发生脑血管意外、心肌梗死或肾功能不全者，一般预后不佳。

八、护理与康复

（一）护理

1．精神护理

（1）发挥患者的主观能动性积极配合治疗。已有证据表明：本病经防治可以控制病情，病变可能部分消退，患者可维持一定的生活和工作能力，病变本身又可以促使动脉侧支循环形成，使病情得到改善。因此，说服患者耐心接受长期的防治措施至关重要。

（2）保持乐观、愉快的情绪，避免过劳和情绪激动，保持充分睡眠。

2. 饮食护理

（1）膳食总热量勿过高，以维持正常体重为度，40 岁以上的中老年人尤应预防发胖。

（2）超过正常标准体重者，应减少每日进食的总热量，食用低脂、低胆固醇（每日≤500mg）膳食，并限制蔗糖和含糖食物的摄入。

（3）年过 40 岁者即使血脂不增高，也应避免经常使用过多的动物性脂肪和含饱和脂肪酸的植物油。若血脂持续增高，应食用低胆固醇、低动物性脂肪食物。

（4）提倡饮食清淡，多食富含维生素C和植物蛋白的食物，如新鲜蔬菜、瓜果、豆类及其制品。

（5）对于已经确诊有冠状动脉粥样硬化者，严禁暴饮暴食，以免诱发心绞痛或心肌梗死，合并有高血压或心力衰竭的患者，应同时限制食盐和钠的摄入。

（6）提倡不吸烟，不饮烈性酒或大量饮酒（少量饮低浓度酒则有提高血 HDL 的作用）。

（二）康复

安排合理工作和生活，生活要有规律，注意劳逸结合。参加一定的体力劳动和体育活动，对预防肥胖、锻炼循环系统的功能和调整血脂代谢均有裨益，是本病的一项积极康复措施。体力活动应根据原来身体情况、原来体力活动习惯和心脏功能状态来规定，以不过多增加心脏负担和不引起不适感觉为原则。体育活动要循序渐进，不宜勉强做剧烈活动，对老年人提倡散步（每日 1 小时，分次进行）、做保健体操、打太极拳等。

九、预防措施

1. 劳逸结合与精神调节

避免精神紧张、烦恼焦虑，生活要有规律，学会经常用脑，又要避免用脑过度。

2. 合理饮食

预防动脉粥样硬化，最主要的饮食原则是限制脂肪摄入量。摄入动物脂肪不宜过多，应少食肥肉、奶油及其他富含饱和脂肪酸的食品，从而降低动脉粥样硬化及冠心病的发病率。保证足够的维生素及钾、钙的摄入，限盐饮食及少量饮酒均有利于预防动脉粥样硬化的发生。

3. 体力活动

积极参加力所能及的体育锻炼和体力活动，可帮助改善血液循环，增强体质，并防止肥胖。

4. 早期采取治疗措施

对于有高血压、冠心病和糖尿病家族史的患者，注意血压及血脂的动态变化，力争在早期采取治疗措施。

第九节　主动脉夹层

主动脉夹层（AD）是主动脉内膜撕裂，循环中的血液通过裂口进入主动脉肌壁内，导致血管壁的分层。此病是一种严重威胁生命的主动脉疾病，其特点是发病急、病情复杂多变、进展迅速、病死率高。随着人口的老龄化，高血压患者的增多，患者也越来越多。

病因至今未明。80％以上主动脉夹层的患者有高血压，不是血压的高度而是血压波动的幅度，与主动脉夹层分裂相关。遗传性疾病马凡综合征中主动脉囊性中层坏死颇常见，发生主动脉夹层的机会也多，其他遗传性疾病如特纳综合征、埃-当综合征，也有发生主动脉夹层的趋向。主动脉夹层还易在妊娠期发生，其原因不明，猜想妊娠时内分泌变化使主动脉的结构发生改变而易于裂开。

本病属中医"胸痹"范畴。

一、诊断要点

（一）症状

突发剧烈撕裂样胸痛伴背部放射痛，是本病最具特异性和代表性的表现。还可能出现各种非特异症状，取决于夹层病变累及的范围，如腹痛、腰背痛、单或双侧下肢缺血表现、晕厥、低容量性休克、猝死等。

（二）体征

1. 心血管体征

（1）首要体征是高血压。部分患者有明确高血压史，部分没有高血压史发病就诊时查体发现血压急剧增高，收缩压达 200mmHg 以上者并不少见；有时双侧上肢血压不等，差异＞30mmHg 时要高度怀疑本病。高血压伴突发胸背痛，有此二联表现者接诊医生务必牢记本病可能。

（2）主动脉瓣关闭不全。夹层血肿涉及主动脉瓣环或影响心瓣-叶的支撑时发生，故可突然在主动脉瓣区出现舒张期吹风样杂音，脉压增宽，急性主动脉瓣反流可以引起心力衰竭。

（3）脉搏改变。一般见于颈、肱或股动脉，一侧脉搏减弱或消失，反映主动脉的分支受压迫或内膜裂片堵塞，其起源胸锁关节处出现搏动或在胸骨上窝可触到搏动性肿块。

（4）可有心包摩擦音。夹层破裂入心包腔可引起心包堵塞。

（5）胸腔积液，夹层破裂入胸膜腔内引起。

2. 神经症状

主动脉夹层延伸至主动脉分支颈动脉或肋间动脉，可造成脑或脊髓缺血，引起偏瘫、昏迷、神志模糊、截瘫、肢体麻木、反射异常、视力与大小便障碍。

3. 其他系统体征

压迫症状：主动脉夹层压迫腹腔动脉、肠系膜动脉时可引起恶心、呕吐、腹胀、腹泻、黑粪等症状；压迫颈交感神经节引起霍纳综合征；压迫喉返神经致声嘶；压迫上腔静脉致上腔静脉综合征；累及肾动脉可有血尿、尿闭及肾缺血后血压增高。正常成人的主动脉壁耐受压力颇强，使壁内裂开需 500mmHg 以上。因此，造成夹层裂开的先决条件为动脉壁缺陷，尤其中层的缺陷。一般而言，在年长者以中层肌肉退行性变为主，年轻者则以弹性纤维的缺少为主。至于少数主动脉夹层无动脉内膜裂口者，则可能由于中层退行性变病灶内滋养血管的破裂引起壁内出血所致。合并动脉粥样硬化有助于主动脉夹层的发生。

（三）实验室辅助检查

1. 心电图

可示左心室肥大，非特异性 ST-T 改变。病变累及冠状动脉时，可出现心肌急性缺血甚至急性心肌梗死。心包积血时可出现急性心包炎的心电图改变。

2. 胸部 X 线片

胸部 X 线片见上纵隔或主动脉弓影增大，主动脉外形不规则，有局部隆起。如见主动脉内膜钙化影，可准确测量主动脉壁的厚度。正常在 2～3mm，增至 10mm 时则提示夹层分离可能性，若超过 10mm 则可肯定为本病。主动脉造影可以显示裂口的部位，明确分支和主动脉瓣受累情况，估测主动脉瓣关闭不全的严重程度。缺点是它属于有创性检查，术中有一定危险性。CT 可显示病变的主动脉扩张，发现主动脉内膜钙化优于 X 线平片，如果钙化内膜向中央移位则提示主动脉夹层，如向外围移位提示单纯主动脉瘤。此外，CT 还可显示由于主动脉内膜撕裂所致内膜瓣，此瓣将主动脉夹层分为真腔和假腔。CT 对降主动脉夹层分离准确性高，主动脉升、弓段由于动脉扭曲，可产生假阳性或假阴性。但 CT 对确定裂口部位及主动脉分支血管的情况有困难，且不能估测主动脉瓣关闭不全的存在。

3. 超声心动图

对诊断升主动脉夹层分离具有重要意义，且易识别并发症（如心包积血、主动脉瓣关闭不全和胸腔积血等）。在 M 型超声中可见主动脉根部扩大，夹层分离处主动脉壁由正常的单条回声带变成两条分离的回声带。在二维超声中可见主动脉内分离的内膜片呈内膜摆动征，主动脉夹层分离形成主动脉真假双腔征。有时可见心包或胸腔积液。多普勒超声不仅能检出主动脉夹层分离管壁双重回声之间的异常血流，而且对主动脉夹层的分型、破口定位及主动脉瓣反流的定量分析都具有重要的诊断价值。应用食管超声心动图，结合实时彩色血流显像技术观察升主动脉夹层分离病变较可靠。对降主动脉夹层也有较高的特异性及敏感性。

4. 磁共振成像（MRI）

MRI 能直接显示主动脉夹层的真假腔，清楚显示内膜撕裂的位置和剥离的内膜片或血栓。能确定夹层的范围和分型，以及与主动脉分支的关系。但其不足是费用高，不能直接检测主动脉瓣关闭不全，不能用于装有起搏器和带有人工关节、钢针等金属物的患者。

5. 数字减影血管造影（DSA）

无创伤性 DSA 对 B 型主动脉夹层分离的诊断较准确，可发现夹层的位置及范围，有时还可见撕裂的内膜片，但对 A 型病变诊断价值较小。DSA 还能显示主动脉的血流动力学和主要分支的灌注情况。易于发现血管造影不能检测到的钙化。

6. 血和尿检查

白细胞计数常迅速增高，可出现溶血性贫血和黄疸。尿中可有红细胞，甚至肉眼血尿。

7. 血清生化学检查

（1）血中的平滑肌肌球蛋白重链增高，对于早期诊断 AD 相当有用。AD 的患者出现疼痛等症状 6 小时后，血中的平滑肌肌球蛋白重链即可显著增加，>2.5μg/L 具有临床诊断价值。这个特殊生物化学诊断指标具有快速、无创、敏感性高、特异性强的优点，可作为一个重要的筛选指标，有助于判断进一步检查的必要性。

（2）急性 AD 患者血浆可溶性弹力蛋白碎片升高，可作为急性 AD 的一个有用的指标。

（3）D2-聚体在急性 AD 患者血浆中升高，尽管特异性很差，但敏感性高（100％），阴性结果有利于排除急性 AD 的诊断。

二、鉴别诊断

1. 急性冠状动脉综合征（ACS）

急性冠状动脉综合征所引发的胸痛因病变血管的位置、累及的支数、闭塞的程度，以及患者对疼痛的敏感程度、描述方法不同而具有明显的个体差异。但多数情况下，应该从疼痛的诱因、性质、部位、严重程度、持续时间和缓解方式、伴随症状等多方面进行评价。

2. 急性夹层动脉瘤

急性夹层动脉瘤是指主动脉壁中膜内血肿，故又称夹层血肿或急性大动脉夹层。多发生于长期高血压的患者。其后果是夹层破裂导致大出血或影响所累及器官的供血。

3. 急性肺梗死

患者以突然呼吸困难、胸痛、咯血等呼吸系统症状较突出为特征，心电图及 X 线检查有助于诊断。

4. 急腹症

如溃疡穿孔、急性胰腺炎等，有较剧烈的腹痛、压痛、反跳痛、肌紧张等症状；但夹层动脉瘤则无腹肌紧张及压痛、反跳痛等。

三、中医证候学特征

1. 主症特征

胸痛剧烈伴背部放射痛。

2. 次症特征

（1）标实证：本病疼痛剧烈，以标实为主要表现：①阴寒证特征：胸痛彻背，遇寒则甚，畏寒肢冷，重则喘息不得卧，面色苍白，心悸自汗，四肢厥冷，苔白滑或腻，脉沉细。②痰浊壅塞证特征：少食腹胀，形体肥胖或咳嗽喘促，心胸痞闷胀痛，痰黏色白，舌胖嫩，苔内腻，脉沉迟滑或濡滑。③气滞血瘀证特征：胸憋疼痛，痛处固定，痛如针刺或呈绞痛，入夜更甚，舌质紫黯或有瘀点瘀斑，脉弦细涩或结代。

（2）本虚证：为疼痛性质较轻，隐痛时作时止，主要表现气阴两虚证特征：心悸气短，倦怠懒言，面色少华，头晕目眩，遇劳痛甚，脉细弱无力或结代。

次症的特征是证候分类的依据。

四、据证析因，推断病机

主动脉夹层属中医胸痹范畴，临床主症为剧烈撕裂样胸痛伴背部放射痛，要辨析病因需在临床中找出主要病性的特征，再结合次要兼症及舌、脉分析推断。主症伴见心悸气短，倦怠懒言，面色少华，头晕目眩，遇劳则痛甚，脉细弱无力或结代，多考虑气阴两虚；主症伴见遇寒则甚，畏寒肢冷，重则喘息不得卧，面色苍白，心悸自汗，四肢厥冷，苔白滑或腻，脉沉细，多考虑阴寒凝滞血脉；主症伴见少食腹胀，形体肥胖或咳嗽喘促，心胸痞闷胀痛，痰黏色白，舌胖嫩，苔白腻，脉沉迟滑或濡滑，多为痰浊壅塞；主症伴有痛如针刺或呈绞痛，入夜更甚，舌质紫黯或有瘀点瘀斑，脉弦细涩或结代，多为血瘀痹阻。

综上所述，本病病位在心，涉及多个脏腑。多因情志所伤，或为饮食失节，寒邪内侵而发病。病机以标实为主。本虚为脾肝肺肾亏虚，心失所养，不荣则痛。

五、辨证论治

（一）辨证要点

1．辨主症特征

突发剧烈撕裂样胸痛伴背部放射痛，痛势剧烈，大汗淋漓，经休息不能缓解。

2．辨虚实标本

本病以标实为主，阴寒、痰浊、血瘀痹阻血脉，不通则痛。本虚为心肝脾肾亏虚，不荣则痛。

（二）治疗原则

补其不足，泻其有余。实证宜用活血化瘀，辛温散寒，泄浊豁痰，宣通心阳等法；虚证宜以益气通脉，滋阴益肾，益气温阳等法。

（三）分类论治

1．阴寒痹阻证

主症：胸闷气短，胸痛彻背。

兼次症：遇寒则甚，畏寒肢冷，重则喘息不得卧，面色苍白，心悸自汗，四肢厥冷。

舌象：苔白滑或腻。

脉象：沉细或弦紧。

治法：散寒通阳，化浊宣痹。

方药：瓜蒌薤白内酒汤。本方出自《金匮要略》。方中选用瓜蒌理气宽胸，涤痰散结。薤白温通滑利，通阳散结，行气止痛，与瓜蒌合用为治胸痹、胸痛之要药。白酒行气活血，增强薤白行气通阳之功，本方是治疗胸阳不振，气滞痰阻之胸痹证的基础方剂。若寒邪较重者，可酌加干姜、细辛、桂枝等以散寒通阳；气滞甚者，可酌加檀香、枳壳以理气行滞；兼血瘀者，可酌加丹参、桃仁、延胡索等以活血祛瘀。

2．痰浊壅塞证

主症：胸痞胀痛，甚则痛引肩背。

兼次症：心悸气短，身重头昏，少食腹胀，形体肥胖或咳嗽喘促，痰黏色白。

舌象：舌胖嫩，苔白腻。

脉象：弦滑。

治法：宣痹通阳，理气豁痰。

方药：瓜蒌薤白半夏汤。本方出自《金匮要略》。方中半夏燥湿化痰，降逆散结；配以瓜蒌、薤白豁痰通阳，理气宽胸；酌加檀香、降香、丹参、三七以增行气化瘀镇痛之力。用于胸痹痰浊壅盛，病情较重者。

3．血瘀阻络证

主症：胸痛引背，时作时止。

兼次症：痛如撕裂，入夜加重，胸闷，气短，心悸。

舌象：舌质紫黯，有瘀斑，苔白。

脉象：弦涩或结代。

治法：行气活血，化瘀止痛。

方药：血府逐瘀汤。本方出自《医林改错》。方中桃仁、红花、赤芍、川芎，活血祛瘀镇痛；牛膝引血下行；生地、当归养血益阴，清热活血；桔梗、枳壳，一升一降，宽胸行气；柴胡疏肝解郁，升达清阳，与桔梗、枳壳同用，尤善理气行滞，使气行则血行，桔梗并能载药上行；甘草调和诸药。若病久入络，可加地龙、全蝎等以增化瘀镇痛之力。气机郁滞较重，加檀香、降香、川楝子、延胡索以行气散滞止痛。

4．气阴两虚证

主症：胸闷隐痛，时作时止。

兼次症：心悸气短，倦怠懒言，面色少华，头晕目眩，遇劳则痛甚。

舌象：舌质淡紫，苔白。

脉象：细弱或结代。

治法：益气养阴，活血通络。

方药：炙甘草汤。本方出自《伤寒论》。方中炙甘草甘温益气，通经脉，利血气；人参、大枣补气益胃，以资生化气血之源；参、草、枣合用以益心气；生地、麦冬、阿胶、火麻仁滋阴补血，以养心阴；桂枝、生姜通脉调营；加丹参、三七化瘀镇痛。全方具有补气滋阴，化瘀镇痛之功。

六、其他治疗

（一）中成药

1．气雾剂

（1）心痛舒喷雾剂：由川芎、冰片等组成。痛时舌下喷雾，一次2～3下，可迅速止痛。

（2）复方丹参气雾剂：有三七、丹参、冰片等组成。痛时舌下喷雾，每次3～5下，可迅速止痛。

2．丸片剂

（1）活心丹，每次1～2丸，每日1～3次。

（2）舒心丸，每次1～2丸，每日2～3次。

（3）复方丹参片，每次3片，每日3次。

（4）速效救心丸，1～3丸含服。

3．注射剂

复方丹参注射液，每次2mL，每日1～2次，肌内注射；或用4～8mL加入10%葡萄糖液250mL中静脉滴注。

（二）针灸

心痛发作可采用针刺止痛，常选用神门、内关、心俞、膻中、合谷等穴位，或耳针心、肾上腺、皮质下等穴位。

七、转归与预后

主动脉夹层病情凶险，预后较差，但只要及时正确诊治，患者配合，一般能控制或缓解。若失治、误治，或失于调摄，病情进展，瘀血闭阻心脉，心胸卒然大痛，出现真心痛危候，预后不佳，甚则"旦发夕死，夕发旦死"，但及时正确救治，仍可转危为安。

八、护理与康复

1. 护理

对严重心痛患者，需绝对卧床休息。一般胸痹患者要注意休息，适度活动。严密观察患者胸闷心痛发作的时间、性质、程度、部位，注意观测心率、心律，发现异常及时报告医生。并重视观察血压、脉搏、体温的变化，必要时定时测试并记录。本病常于夜间发作，要加强巡视病房，以及时发现病情变化。保持大便通畅，切勿努责，以免诱发心痛。胸痹患者必须戒烟、慎饮酒。调节情志，忌恼怒忧思，使肝气顺达，保持愉快乐观的情绪。

2. 康复

尽快控制血压，防止疾病进一步发展，缓解疼痛。

九、预防措施

（1）积极控制血压，避免血压波动，降低血脂、血糖，减少动脉粥样硬化的发生，可降低主动脉夹层发生。

（2）力戒烟、少饮酒，多食清淡食品。

（3）注意精神调摄，保持心情愉快，忌大怒大笑。

第三章　心血管病的中医治法要点和组方用药原则

第一节　辨证求因，审因立法

一、辨证的基本要求

1．全面分析病情

首先要全面采集符合实际的"四诊"资料，参考近代物理检查和实验室检查资料，结合体质与环境因素进行分析、综合，最终取得辨证的依据。

2．掌握证候特征和病机特点

通过全面分析病情，注意掌握证候特征作为证候分类的依据；同时，根据证候分类，推断出病机特点，为分析病因奠定基础。

3．认清辨证与辨病的关系

中医内科要求既要辨证，亦要辨病；辨证是根据疾病某一阶段临床证候特征辨别疾病某一阶段的病机性质和正邪消长，以明确病势发展的趋向，为确立治法提供依据。而辨病是在辨证的基础上，推断出疾病的诊断；所以说，辨病与辨证是相辅相成的，在辨证的基础上辨病，在辨病的范围内辨证。

二、依据证候，推断病因

根据采集的"四诊"材料，结合现代物理检查、实验室检查资料及体质、环境、季节、气候诸多因素，遵照逻辑思维的规则，分析、综合、判断、推理做出证候诊断，再据证析因。

三、依据病因，确立治法

根据病因确立治法，如中医治法规定：寒者温之，热者寒之，虚者补之，实者泻之。又如寒凝心脉证，应以温阳散寒通脉为法；心阳衰微证，应以温补心阳，补益心气为法。病因是立法的依据。

第二节　心血管病的中医治法要点

一、治疗原则

治疗原则是在辨证论治精神指导下制定的，对疾病治疗的立法、处方、用药等具有指导意义。治疗方法则从属于治疗原则，包括在治疗原则指导下制定的对某一疾病的治疗大法和对某一证候的具体治法。

1．治病宜早

《素问·八正神明论》指出："上工救其萌芽……下工救其已成，救其已败"。说明应早期治疗，轻病防重，以防止病情发展。治病应把握疾病传变规律，用动态的观点，采取预防性治疗措施，防止疾病的扩大和传变，把病变控制在较小的范围内，以利于病变的最终治愈。

2. 标本缓急

标本，是指疾病的主次本末和病情轻重缓急的情况。标是疾病表现于临床的症状和体征，本是疾病发生的机理，即疾病的本质。

在病情变化过程中，一般是按照"急则治其标，缓则治其本"和"间者并行，甚者独行"的原则进行治疗。急则治其标，是指在疾病发展过程中，如果出现了紧急危重的证候，影响到患者的安危时，就必须先行解决危重证候，而后再治疗其本的原则；缓则治其本，是指病情变化比较平稳，或慢性疾病应先治其本的治疗原则；标本兼治，是指标本俱急的情况下，必须标本同治，以及标急则治标、本急则治本的原则。

3. 扶正祛邪

扶正即是补法，用于虚证；祛邪即是泻法，用于实证。疾病的过程是正气与邪气相争的过程，邪胜于正则病进，正胜于邪则病退。因此，扶正祛邪就是改变邪正双方的力量，使之有利于疾病向痊愈转化。

扶正多用补益的方法，如益气、养血、滋阴、助阳等；祛邪多用泻法，如发表、攻下、渗湿、利水、消导、化瘀等。扶正有助于抗御病邪，而祛邪有利于保护正气和恢复正气。

临证中应根据正邪消长的具体趋势，辨清是正虚为主，还是邪实为主；若正虚而邪不盛者，可扶正为主，兼顾祛邪；若邪实而正虚不甚者，可祛邪为主，兼顾扶正；若正气衰微，不耐攻伐，应先扶正，待正气恢复，尔后祛邪；若邪气盛实，正虚不甚，扶正有碍祛邪，则应急祛其邪，待邪气去，尔后扶正；若邪实正盛者，应急祛其邪，邪去乃护正也。

4. 整体论治

心与其他各脏在生理功能上密切关联，在病理上相互影响。心主血、肺主气，气以帅血，血以载气；心病及肺可影响肺气的输布与宣降，肺病及心可影响心脉的气血运行，临床可表现出呼吸气息异常，或血运循环障碍。心主血、脾生血、统血，心与脾为母子关系；心病及脾，可影响脾的生血与统血功能，而致心脾两虚；脾病及心，而致心血亏虚；临床表现出心悸、乏力、不寐、纳呆等症状。心与肝属子母关系，肝病及心，临床多见气滞血瘀，或心阴耗伤，临床多见胸闷胸痛、心悸气短、心烦不寐、头晕胁胀。心与肾，水火既济，肾病及心，临床多表现出心火独亢，心肾不交的病证，或见心肾阳虚，心阳衰微的病证；心病及肾，临床多见心肾阳虚，寒饮凌心的病证，或心肾不交的病证。所以，治疗心血管病不能孤立地治心，必须辨明心与各脏的生理关系和病理影响，从整体观念着眼进行辨证治疗。临证中可应用脏腑生克表里关系，制定补泻原则。可概括为虚则补其母，实则泻其子；壮水制阳，益火消阴；泻表安里，开里通表，清里润表等三个方面。

5. 异法方宜

指治疗疾病应因人、因时、因地制宜的治疗原则，是具体问题具体分析，原则性与灵活性相结合的治疗原则。因人制宜，是根据患者的性别、年龄、体质等不同特点，考虑治疗用药的原则；因时制宜，是根据不同季节的时令特点，考虑用药的原则；因地制宜，是根据不同地域的地理环境特点，考虑用药的原则。

二、常用治法

1. 补益心气法

（1）适用范围：适用于心气虚的病证，如心悸怔忡、胸闷气短、神疲乏力、自汗、面白无华、舌质淡红、苔薄白、脉虚或结代。

（2）应用体会：①心火亢盛者不宜用。②心气虚与心阳虚，两者病理相关，心气虚治疗不及时，随着病程的发展，临床逐渐出现阳虚征象，如畏寒怯冷、手足不温、气短自汗、动则加甚。故心气虚单纯补气而不愈者，宜在补益心气剂中加入小量温阳之品，《博爱心鉴》的保元汤就是例证。③心与脾有母子相生之关系，由于脾气虚损，出现心气不足者，临床多见心悸、气短、乏力、纳呆者，治当心脾同补，每获捷效，《济生方》中的归脾汤就是代表方。

2. 温补心阳法

（1）适用范围：适用于心阳虚的病证，如心悸怔忡、心胸憋闷，或心胸憋痛、畏寒肢冷、气短自汗、面白无华、唇甲淡紫、舌质淡紫、苔白滑、脉沉迟无力，或结代。

（2）应用体会：①心火上炎或痰热阻痹心络者忌用。②心阳虚者多伴有心气不足，故温补心阳剂中应加入补益心气之药，收效甚捷，如《正体类要》中的参附汤、《伤寒论》中的四逆加人参汤就是例证。③肾为五脏之本，内寓真阴真阳，人体五脏之阴都由肾阴来滋助，五脏之阳都赖肾阳以温养，故心阳虚甚者，应在温补心阳剂中加入温补肾阳之品，以增温补心阳之力。

3. 回阳救逆法

（1）适用范围：适用于心阳暴脱证，如胸痛暴作、心悸气短、冷汗淋漓、呼吸微弱、面唇青灰，甚或神志模糊、昏迷不醒、舌质淡紫、苔白润滑、脉微欲绝。

（2）应用体会：心阳暴脱证多见于心肌梗死的急性期心源性休克，或充血性心力衰竭Ⅲ度并发心源性休克，属急重危症，应采取中西医结合抢救治疗。在西医抗休克、纠正心力衰竭综合治疗的同时，急用中医回阳救逆，益气固脱治疗，用参附注射液、四逆注射液静脉注射或静脉滴注。临床研究显示，中西医结合治疗较单纯用西药治疗取效更捷。

4. 补养心血法

（1）适用范围：适用于心血虚证，如心悸怔忡、失眠多梦、健忘、眩晕、面色淡白或萎黄、唇甲色淡、脉细弱。

（2）应用体会：①补养心血法，是治疗心血虚证的方法，常用药物如地黄、白芍、当归、阿胶等，代表方为《太平惠民和剂局方》之四物汤。②血之生成，来源于气化，前人谓有形之血不能自生，生于无形之气，故补血剂中常应配人参、黄芪益气生血，代表方如《内外伤辨惑论》之当归补血汤。③脾胃为后天之本，气血化生之源，故心血虚损者，若脾胃虚弱，纳运不健，则应补脾健胃以生血养心，获效显著。代表方如《济生方》之归脾汤。

5. 滋补心阴法

（1）适用范围：适用于心阴虚证，如心悸怔忡、心烦不寐、手足心热、潮热盗汗、颧红、咽干、舌红少苔、脉细数。

（2）应用体会：肾为五脏之本，内寓真阴真阳，五脏之阴非此不能生，五脏之阳非此不能发。心阴虚损，需滋补心阴，常用生地、玄参、麦冬、丹参等，代表方如《摄生秘剖》之天王补心丹；

心阴虚损重者，应在滋补心阴剂中加入滋肾之品，如熟地、山茱萸、枸杞子、龟板等，代表方如《景岳全书》中的左归饮，以增滋补心阴之功效。

6. 清泻心火，涤痰宣痹法

（1）适用范围：适用于心火亢盛，痰阻心脉证，如心烦胸闷，或胸痛阵作、心悸不宁、脘痞纳呆、舌尖溃痛、失眠多梦、小便黄赤、大便秘结、舌质红尖溃烂、苔黄厚腻、脉滑数有力。

（2）应用体会：心火亢盛扰神，痰热壅阻心脉，故烦闷胸痛、心悸不宁、舌溃失眠、溲赤便秘。一派心火痰热，壅闭心脉之实证，故用清心泻火，涤痰宣痹以祛实邪，宜用《金匮要略》的泻心汤合《伤寒论》的小陷胸汤治之。

7. 温振心阳，化饮宣痹法

（1）适用范围：适用于心阳不振，饮阻心脉证，如心胸憋痛，或心悸怔忡、气短喘促、肥胖肢沉、畏寒肢冷、面白无华、唇甲淡紫、舌质淡紫、苔白浊腻、脉微或结代。

（2）应用体会：①痰饮内聚，胸阳失展；饮阻心脉，血运不通。故治宜温振心阳，用桂枝甘草汤；化饮宣痹用瓜蒌薤白半夏汤。②"病痰饮者，当以温药和之"，故应加入苓桂术甘汤，温脾健运，化饮祛痰；又因痰饮壅阻，血运缓滞而生瘀，还应加入活血化瘀药如桃仁、三七而获全功。

8. 行气活血，化瘀通脉法

（1）适用范围：适用于气滞血瘀，心脉痹阻证，如胸骨后或心前区压榨样剧痛、固定不移、入夜更甚、心悸不宁、唇甲青紫、舌质紫黯、苔白、脉沉弦涩。

（2）应用体会：治疗瘀阻心脉证，首当辨清致瘀的原因，再当察明寒热虚实。气滞致瘀一般多见，因气为血帅，气行则血行，气滞则血瘀，故属气滞血瘀者，首当理气散滞，化瘀通脉；偏寒者宜加入辛温散寒之品，如桂枝等；偏热者宜加入凉血散瘀之品，如丹皮、丹参之类；气虚运行无力者，在化瘀药中加入参、芪类益气药收效更捷。

第三节　心血管病的中医组方用药原则

一、组方用药必须根据理法

中医治疗心血管病，是在中医辨证论治的理论指导下，辨证求因，审因论治，立法组方，据方议药。组方的目的是为了治病，必须从本病的病因病机分析着手，据证析因，病因是致病的根源，病位是发病的所在，均为用药的目的；症状是病情的具体表现，经过治疗后多数随着病因的消失而消失。所以，组方应包括四方面的内容：一为治疗病因的药物、二为针对病位治疗的药物、三为治疗兼病症状的药物、四为调和诸药的药物。即《内经》所谓的"君臣佐使"组方原则。

二、方剂组成原则

由药物组合方剂，主要是根据病情，在辨证立法的基础上配伍药物，规定必要剂量，组织成方。组方原则早在《素问·至真要大论》中已经指出："主病之为君，佐君之为臣，应臣之为使"。又说"君一臣二，制之小也；君一臣三佐五，制之中也；君一臣三佐九，制之大也"。还指出："君一臣二，奇之制也；君二臣四，偶之制也；君二臣三，奇之制也；君二臣六，偶之制也"。这是组方的基本原则。"君臣佐使"的涵义：君药是一方中的主药，是针对引起疾病主症的病因，起主要治疗作用的药物；臣药一是针对发生主症的病位起主要治疗作用的药物，二是加强君药功效的药物；佐药一是对主药毒副作用有制约的药物，二是协助主药治疗一些兼症的药物；使药一是具有引导诸药直达病所的药物，二是有调和诸药功用的药物。

三、用药的数量和重量

处方的药味多少和用量轻重，主要是根据病情的需要而定。可概括为两种情况：一种是病情严重的需药味数多而量重，病情轻浅的药味数少而量轻；另一种与其相反，病情严重的采用药味数少而量重，取其力专而猛；轻浅的采用药味数多而量轻，取其力散而薄。所以《内经》很早就提出大方、小方，认为"大则数少，小则数多，多则九之，少则二之"。又说"君一臣二，制之小也；君二臣三佐五，制之中也；君一臣三佐九，制之大也"。所以，临床应从实际出发，以组方严谨，提高疗效为目的。

参考文献

[1] 刘清泉. 实用中医急诊学[M]. 北京：中国中医药出版社，2020.

[2] 刘德培. 中医诊断学[M]. 北京：中国协和医科大学出版社，2020.

[3] 王少英. 临床中医诊疗精粹[M]. 北京：中国纺织出版社，2020.

[4] 朱文锋. 中医诊断学[M]. 北京：中国中医药出版社，2019.

[5] 袁敬柏. 实用中医膏方学[M]. 北京：科学技术文献出版社，2019.

[6] 黄山，何玲，张容超. 临床中医适宜技术[M]. 北京：中国中医药出版社，2019.

[7] 严灿，吴丽丽. 中医基础理论[M]. 北京：中国中医药出版社，2019.

[8] 李可大. 中医病理学[M]. 北京：中国中医药出版社，2019.

[9] 王承明. 中医内科学[M]. 北京：中国协和医科大学出版社，2019.

[10] 张伯礼，吴勉华，林子强. 中医内科学[M]. 北京：中国中医药出版社，2019.

[11] 周蓓. 中医药学基础[M]. 北京：中国医药科技出版社，2019.

[12] 郑世章. 中医内科疾病诊治思维[M]. 北京：科学技术文献出版社，2019.

[13] 孙家喜，刘汝安，韩明. 中医疾病综合诊疗常规[M]. 北京：中国纺织出版社，2019.

[14] 倪青，王祥生. 实用现代中医内科学[M]. 北京：中国科学技术出版社，2019.

[15] 刘玉臻. 临床中医综合诊疗与康复[M]. 北京：科学技术文献出版社，2019.

[16] 宋一同. 中医康复学[M]. 北京：中国纺织出版社，2018.

[17] 梁湛聪. 中医基础与临床[M]. 广州：中山大学出版社，2018.

[18] 魏修华. 中医诊断学[M]. 北京：中国中医药出版社，2018.

[19] 吕允涛，李青. 临床中医诊疗应用[M]. 北京：科学技术文献出版社，2018.

[20] 刘敬霞. 中医临床研究进展[M]. 北京：中国中医药出版社，2018.

[21] 杨关林，吕晓东，关雪峰. 实用中医传统疗法[M]. 北京：科学技术文献出版社，2017.

[22] 姜淑凤，周少林. 中医实用技术[M]. 北京：科学技术文献出版社，2017.

[23] 杨峰. 中医特色诊断与治疗[M]. 北京：中国中医药出版社，2017.

[24] 牛广斌. 中医基础理论[M]. 北京：中国医药科技出版社，2017.

[25] 吴勉华. 中医内科学[M]. 北京：中国中医药出版社，2017.

[26] 姜良铎. 中医急诊学[M]. 北京：中国中医药出版社，2017.

[27] 李灿东. 中医诊断学[M]. 北京：中国中医药出版社，2016.

[28] 王键. 中医基础理论[M]. 北京：中国中医药出版社，2016.

[29] 谈勇. 中医妇科学[M]. 北京：中国中医药出版社，2016.

[30] 杨旸. 实用中医诊疗手册[M]. 北京：人民军医出版社，2015.

[31] 肖子曾. 老年常见病中医养生保健手册[M]. 北京：人民军医出版社，2015.

[32] 李江. 中医药科研思路与方法[M]. 北京：中国中医药出版社，2017.

[33] 殷克敬. 乳腺病中医特色疗法[M]. 北京：中国科学技术出版社，2017.

[34] 新安，李济仁. 中医名家肿瘤证治精析[M]. 北京：中国科学技术出版社，2017.

[35] 魏玉香，杨葛亮. 常见脑病的中医治疗与康复[M]. 北京：中国中医药出版社，2017.